肿瘤防治科普丛书

# 血液肿瘤

主 编

项 颖

人民卫生出版社

图书在版编目（CIP）数据

血液肿瘤 / 重庆市肿瘤医院，重庆大学附属肿瘤医院组织编写 . —北京：人民卫生出版社，2018
（肿瘤防治科普丛书）
ISBN 978-7-117-26588-1

Ⅰ.①血⋯　Ⅱ.①重⋯②重⋯　Ⅲ.①造血系统－肿瘤－防治　Ⅳ.①R733

中国版本图书馆 CIP 数据核字（2018）第 081767 号

| 人卫智网 | www.ipmph.com | 医学教育、学术、考试、健康，购书智慧智能综合服务平台 |
| 人卫官网 | www.pmph.com | 人卫官方资讯发布平台 |

肿瘤防治科普丛书：血液肿瘤

组织编写：重庆市肿瘤医院　重庆大学附属肿瘤医院
出版发行：人民卫生出版社（中继线 010-59780011）
地　　址：北京市朝阳区潘家园南里 19 号
邮　　编：100021
E - mail：pmph @ pmph.com
购书热线：010-59787592　010-59787584　010-65264830
印　　刷：三河市潮河印业有限公司
经　　销：新华书店
开　　本：889 × 1194　1/32　印张：4
字　　数：111 千字
版　　次：2018 年 5 月第 1 版　2019 年 3 月第 1 版第 2 次印刷
标准书号：ISBN 978-7-117-26588-1/R · 26589
定　　价：25.00 元

## 丛书编委会
（排名不分先后）

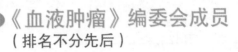

# 《血液肿瘤》编委会成员
## （排名不分先后）

主　编

项　颖

编　委

项　颖　李启英　南映瑜　王　莉　肖春燕

黄德鸿　杨　涛　龚　奕　张文军　郭冰凌

# 序言一

众所周知，恶性肿瘤已成为威胁人类生命和健康的首要敌人。不论城市还是农村，肿瘤都是中国居民的主要死亡原因。肿瘤防治是生命科学研究领域的难题。全球癌症报告显示：2012 年，中国新增 307 万癌症患者并造成约 220 万人死亡，分别占全球总量的 21.9% 和 26.8%；中国肿瘤发病率以每年大约 3% 的速度递增，中国新增和死亡病例位列世界第一。由于人们对肿瘤预防认知不足，缺乏癌症筛查和早诊早治的意识，就诊普遍偏晚，导致中国癌症死亡率高于全球平均水平。

习近平总书记在全国卫生与健康大会上指出，没有全民健康，就没有全面小康，要把人民健康放在优先发展的战略地位，加快推进健康中国建设。基于我国肿瘤防治严峻形势，可以说，健康中国，肿瘤先行，科普优先。肿瘤防治科学知识的普及，对于提高全民防癌意识，正确认识肿瘤筛查，科学理解肿瘤诊治，降低肿瘤发病率，提高治愈率，节约社会卫生资源，提升我国健康水平，具有极其重要的意义。

近年来，国内肿瘤防治工作者已编写了多本肿瘤防治科普书籍，从不同角度与层面介绍肿瘤防治相关科普知识，但瘤种全覆盖的成套肿瘤防治科普丛书尚缺乏。吴永忠教授团队长期从事肿瘤防治工作，具有丰富的经验，创新性地在重庆构建了"一网一链"肿瘤防治体系。本丛书的编写顺应国家重视科普，大力向全社会推广医学科普知识的要求，以系统介绍肿瘤防治"一链"科普知识，即围绕肿瘤的认识预防、早期筛查、规范诊疗、康复管理为一体的完整诊疗服务链为鲜明特色，科学实用地介绍有关防癌抗癌的科普知识。

　　该丛书以一问一答的形式，通过通俗易懂的语言，生动形象的插图，站在患者角度介绍临床实际中的常见问题，力图将肿瘤医学专业知识变为普通民众易懂易记的常识。相信该丛书将对提高患者及家属对肿瘤总体认识、增强全民防癌抗癌知识起到重要的推进作用。期盼该丛书能够早日出版发行！

中国工程院院士
于金明
2018 年 2 月

# 序言二

作为全国癌症防治协作网络成员单位、区域性肿瘤防治中心的重庆市肿瘤医院长期肩负恶性肿瘤防治任务，已经形成融科普宣教、早期筛查、规范诊疗、康复管理为一体的肿瘤完整诊疗服务链。

近年来，我国恶性肿瘤死亡率呈明显上升趋势，已成为城乡居民的第一位死因，严重影响人民群众健康及生命安全。对于恶性肿瘤来说，预防胜于治疗。因此，加强肿瘤预防的科普教育刻不容缓，也是重庆市肿瘤医院为提高大众的肿瘤预防科普知识、提高综合医疗服务质量以及提高国民生活素质应尽的责任！

为此，重庆市肿瘤医院组织全院专家编写本套《肿瘤防治科普丛书》，普及防癌知识和科学理念，引导公众关注癌症和癌症患者；正确认识癌症的成因、预防和治疗，消除癌症认识误区；推广科学规范的诊疗模式，切实提高癌症防治水平；帮助癌症患者及其家属树立正确认识癌症、战胜癌症的信心和勇气，提高患者生命质量！

重庆市肿瘤医院 重庆大学附属肿瘤医院 院长
中国抗癌协会肿瘤放射治疗专业委员会副主任委员
重庆市医学会肿瘤专委会主任委员
吴永忠
2018年3月

# 前言

淋巴造血系统恶性肿瘤发病率呈逐年上升趋势，其中淋巴瘤已成为我国十大恶性肿瘤之一，严重威胁着大众的生命健康。我们在临床工作中发现，大多数患者及家属对血液肿瘤的认识不足，常问及血液肿瘤是不是癌症？为什么同样得的都是淋巴瘤，其他患者和我的治疗方法完全不同？诸多问题，促使我们编写该书。

本书包括"认识预防""早期诊断""规范治疗""康复管理"四个板块，以问答的形式，通俗易懂的语言，向大家介绍淋巴瘤、多发性骨髓瘤、白血病和骨髓增殖性肿瘤等血液肿瘤疾病的知识。本书适合普通群众、血液肿瘤患者及家属阅读，旨在提高广大群众对血液肿瘤防治知识的认识，引导大家选择健康生活方式，降低血液肿瘤疾病发生风险；帮助人们了解疾病的早期症状，及早就诊；鼓励患者积极配合医护人员规范治疗，控制疾病发展，减轻疾病症状，延长生命，最终达到临床治愈和战胜血液肿瘤疾病的目的。

项颖

2018 年 2 月

# 重庆市肿瘤医院
# 重庆大学附属肿瘤医院

重庆市肿瘤医院、重庆大学附属肿瘤医院、重庆市肿瘤研究所、重庆市癌症中心是集医疗、教学、科研、预防、康复为一体的国家三级甲等肿瘤专科医院，牵头重庆市肿瘤防治、科普宣传、技术研究和区域肿瘤专科人才培训；是国家肿瘤药物临床试验机构、重庆市肿瘤临床医学研究中心、重庆市肿瘤医疗质量控制中心、重庆市肿瘤放射治疗质量控制中心；是重庆市肿瘤防治办公室挂靠单位；是重庆市肿瘤防治科普基地和重庆市健康促进医院。

医院编制床位1480张，开放床位1800张，设有临床和医技科室31个，其中国家级重点专科1个、省级重点学科4个、省级临床重点专科7个、省级临床诊疗中心3个。医院年诊治病人50万余人次，住院病员5.5万余人次，外埠比例达22%，病员来源实现了全国所有省市区全覆盖。医院专业技术人员占90%以上，其中高级专业技术人员196人，其中博士106人，硕士328人，博士硕士研究生导师35人，重庆市学术学科带头人3人，后备学术学科带头人4人，国务院政府津贴专家9人，重庆市有突出贡献的中青年专家4人。

医院拥有国家临床药物试验机构、国家博士后科研工作站、市级重点实验室、市级临床医学研究中心、市级专家工作室、市级协同创新中心、市级院士专家工作站、市级众创空间、重庆市肿瘤精准医学转化创新创业团队等国家级省部级研究平台10个；拥有国家级住院医师规范化培训基地、国家博士后科研工作站、重庆大学研究生联合培养点、广西医科大学研究生培养基地、重庆医科大学硕士联合培养点、重庆市护士规范化培训基地、重庆市肿瘤专科护士培训基地等教学平台7个。

按照重庆市战略定位及卫生区域规划，医院秉承"敬业、诚信、求实、创新"的院训与"向善向上、尚德尚学"的核心文化，积极构建以重庆市肿瘤医院牵头的"1515"区域肿瘤防治网，网内同质化建立肿瘤登记、科普宣教、早期筛查、规范诊疗、康复管理为一体的肿瘤完整诊疗服务链，形成"一网一链"区域肿瘤防治体系，引导人民群众正确认识肿瘤的防治诊治，不断创新理念与革新技术，提高医疗服务品质，努力建成国家肿瘤区域医疗中心，为人民群众提供全方位全周期健康服务。

# 目 录

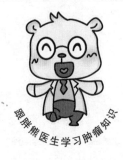

跟胖熊医生学习肿瘤知识

## 1 恶性淋巴瘤

肿瘤防治科普丛书——

血液肿瘤

# 2 浆细胞肿瘤

# 3 白血病

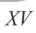

## 🐻 4 骨髓增殖性肿瘤

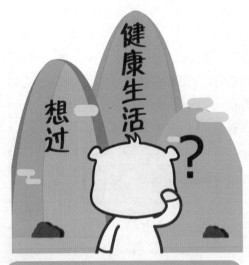

# 1

# 恶性淋巴瘤

## 淋巴结由什么组成？有什么作用？

淋巴系统主要由淋巴器官、淋巴管和淋巴液组成。淋巴组织包括淋巴结和相关器官（如脾脏和骨髓），是人体免疫和血液系统的一部分。

淋巴结是小的豆状囊性结构，遍布全身，大量淋巴结会在你的胸部、颈部、喉咙、腋窝、腹股沟、骨盆，甚至沿着肠道分布。有时你在颈部、胳膊下和腹股沟的皮肤下也可以摸到淋巴结。

淋巴结主要由淋巴细胞构成，淋巴细胞是一种白细胞，主要包括三种细胞：B淋巴细胞（也称为B细胞，其产生抗细菌感染和其他感染的抗体），T淋巴细胞（也称为T细胞，其破坏病毒和外来细胞并触发B细胞产生抗体），自然杀伤细胞（也称为NK细胞，其破坏某些侵袭物，例如病毒、被病毒感染的细胞和一些癌细胞）。

淋巴结由淋巴管系统连接，这些管道就像静脉，除了携带血液外，还携带淋巴液和淋巴细胞。淋巴液（透明液）和淋巴细胞通过淋巴管进入淋巴结，淋巴结内的淋巴细胞捕获并清除淋巴中的细菌或其他有害物质。淋巴结在感染时会变大，帮助人体过滤细菌和排出细胞废物。

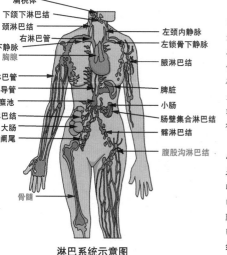

扁桃体
下颌下淋巴结
颈淋巴结
右淋巴管
下静脉
胸腺
巴管
导管
糜池
巴结
大肠
阑尾

左颈内静脉
左锁骨下静脉
腋淋巴结
脾脏
小肠
肠壁集合淋巴结
髂淋巴结
腹股沟淋巴结

骨髓

**淋巴系统示意图**

# 认识淋巴瘤

淋巴瘤是常见的血液系统肿瘤之一，不过，淋巴瘤患者经过正规化治疗后，可以带瘤生存很长一段时间，甚至治愈。

## ◉ 淋巴结肿大就一定是淋巴瘤吗？

淋巴结肿大不一定是淋巴瘤。

感染是淋巴结肿大的最常见原因，大多数肿大的淋巴结（尤其是儿童）是由感染引起的。例如当咽喉痛、牙痛或感冒时颈部淋巴结常肿大。这时医生会在淋巴结肿大的部位附近寻找感染灶。同时医生也会进行一系列的实验室检查，以寻找感染证据。医生通常会进行

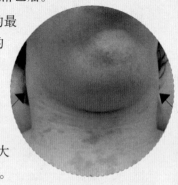

一例传染性单核细胞增多症患者出现的颈部淋巴结肿大

抗感染治疗，并在治疗一段时间后观察淋巴结是否缩小或消失。如果淋巴结保持不变或继续增长，医生会建议切除淋巴结以便在显微镜下观察和进行其他实验室检查。

有一些癌症（如肺癌或结肠癌）可以扩散到淋巴结，从而引起淋巴结肿大。但是，从这些地方开始扩散到淋巴结的癌症不是淋巴瘤。如果淋巴结的大小、质地、位置或伴随的其他症状强烈提示肿瘤，则需要活检进一步证实。

## ◎ 怎么判断肿大淋巴结的性质？

如果医生怀疑淋巴结肿大是由感染引起的，或由其他器官肿瘤（如乳腺、肺或甲状腺）转移至淋巴结而引起的，活检是明确淋巴结性质的首选方法。

活检即医生通过皮肤切除淋巴结。如果医生切除整个淋巴结，称为切除活检。如果由于肿瘤较大只切除一小部分淋巴结，称为切开活检。如果淋巴结就在皮肤下面，操作比较简单，局部麻醉下就可完成操作。但如果淋巴结在胸部或腹部，患者需要镇静或全身麻醉（患者处于深睡眠状态）下进行活检。这种类型的活检可以提供足够的组织样本以诊断疾病，并可明确肿瘤类型。

## ◎ 什么位置的淋巴结肿大最需要警惕？

发生在颈部和腋窝的淋巴结肿大最需要警惕。如果抗感染治疗一段时间后淋巴结大小没有变化，就需要去看医生了。

医生会询问个人和家庭病史并进行全身检查，

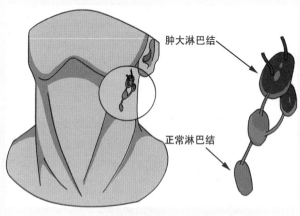

肿大淋巴结

正常淋巴结

正常淋巴结与肿大淋巴结示意图

3

例如肺部听诊，检查肝脏或脾脏是否有肿大。如有必要（女性）还会检查乳房。当医生怀疑癌症时，需要进行一些实验室辅助检查，如血液检查、骨髓检测、影像学检查等，活检是唯一明确淋巴结性质的方法。

## ◉ 什么是淋巴瘤?

淋巴瘤是起源于淋巴系统的恶性肿瘤。淋巴系统是我们体内重要的免疫系统，可以帮助我们的身体抵抗疾病。许多类型的淋巴瘤患者通过

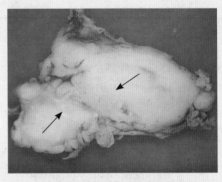

**淋巴瘤**（箭头所指部分）**侵占淋巴结**

治疗，病情可以得到控制，并且生活质量也很好。治疗方法的不断进步给病人带来新的希望。

值得注意的是，淋巴瘤是最常见的"血癌"。是发病率增长最快的恶性肿瘤之一，近年来发病有明显上升趋势。

## ◉ 淋巴瘤只是发生在淋巴结的疾病吗？

淋巴瘤是起源于淋巴系统的恶性肿瘤。因为淋巴系统遍布身体，淋巴瘤几乎可以发生在身体的任何部位和器官。淋巴瘤通常从淋巴结、肝、脾或骨髓中开始。然而，它也可以涉及胃、肠、皮肤、甲状腺、脑或身体的任何其他部位。

## 淋巴瘤是一种单一疾病吗？

淋巴瘤是由淋巴细胞（一种白细胞）发展而来的一组血细胞肿瘤。不是一种单一疾病，而是一组疾病的总称。主要分为霍奇金淋巴瘤和非霍奇金淋巴瘤两种类型。大多数霍奇金淋巴瘤是经典类型。此类型中含有一种体积较大的异常淋巴肿瘤（Reed-Sternberg 细胞）。霍奇金淋巴瘤通常可以治愈。

不同类型的白细胞（B 细胞，T 细胞，NK 细胞）形成许多不同类型的非霍奇金淋巴瘤。大多数类型的非霍奇金淋巴瘤由 B 细胞形成。非霍奇金淋巴瘤可以是惰性（缓慢生长）或侵袭性（快速生长）。成人中最常见的类型是弥漫性大 B 细胞淋巴瘤（通常是侵袭性的）和滤泡性淋巴瘤（通常是惰性的）。

蕈样真菌病和 Sézary 综合征是起源于皮肤中白细胞的一种非霍奇金淋巴瘤。原发性中枢神经系统淋巴瘤起源于脑、脊髓或眼睛的白细胞，是一种罕见类型的非霍奇金淋巴瘤。

## 淋巴结炎会发展成淋巴瘤吗？

免疫系统的改变在某些类型的淋巴瘤发病中发挥重要作用。例如某些慢性炎症的患者容易患某种淋巴瘤，这是因为在炎症状态下，免疫系统不断产生新的淋巴细胞来对抗炎症，这样增加了细胞 DNA 错误的机会，导致肿瘤发生。引起这些慢性炎症的病原体包括：人类 T 细胞白血病 / 淋巴瘤病毒、幽门螺旋杆菌、EB 病毒、丙肝病毒、HIV 病毒等。

# 淋巴瘤的症状和早期发现

淋巴瘤是发生于淋巴系统的恶性肿瘤。遗憾的是，淋巴瘤的早期症状非常不典型，因此，如果身体长期出现不明原因的症状或不适，要及时就诊，查明原因。

## ◎ 淋巴瘤有哪些早期症状？

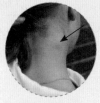

颈部淋巴结肿大

皮肤下的肿块不消失往往是淋巴瘤的第一个症状。在颈部、腋窝和腹股沟的皮肤下可以扪及肿大的淋巴结。肿大的淋巴结不伴有疼痛，但当淋巴结压迫神经或合并感染时可出现疼痛。部分患者在早期（在确诊前的几个月甚至几年前）就可出现 B 症状（全身一般症状）。

B 症状意味着一个人经历了以下症状：

- 6 个月内体重下降超过 10% 以上。
- 出现不明原因的发热（温度高于 38℃），且无感染原因。
- 盗汗，即入睡后出汗。偶尔白天也会大量出汗。
- 皮肤瘙痒，患者皮肤可见抓痕，以后可出现增厚、色素沉着等。

## ◎ 淋巴瘤最常见的临床表现是什么？

淋巴结肿大是淋巴瘤患者最常见的临床表现。由于全身遍布淋巴结，淋巴结肿大也因部位不同、所引起的局部症状不同而出现各种不同的临床表现。通常，浅表淋巴结（如位于颈部、腋窝下和腹股沟的皮肤下的淋巴结）肿大时容易被发现而提醒患者早日就诊。淋巴瘤患者肿大的淋巴结一般不会引起疼痛，疾病早期患者通常发现一个肿大的淋巴结，病情发展后多个肿大的淋巴结会相互融合，有的还会与周围的组织发生粘连、固定，成为一个或多个很大的肿物。一些位于身体内部（如胸腔内、腹膜后、肠系膜后、盆腔内）的肿大淋巴结早期不容易被发现，有些甚至到了疾病晚期患者也不会有明显症状，导致病情延误。

## ◎ 除了淋巴结肿大外，淋巴瘤患者还有哪些临床表现？

淋巴瘤的症状取决于肿瘤开始的位置和所涉及的器官。例如骨髓受侵时出现血细胞减少引起的症状：①红细胞减少引起贫血，可表现为极度疲倦。②白细胞减少可引起反复发生的感染。③血小板减少引起皮肤或口腔出血。腹部淋巴瘤可导致腹部凸起或腹部疼痛。胸部中央的淋巴瘤可以压迫气管并引起咳嗽、胸痛或呼吸困难。颅内淋巴瘤可以引起头痛、肢体无力或偏瘫。骨淋巴瘤可以引起骨折、疼痛、活动障碍。这些症状很多都没有特异性。

## ◎ 如何才能早期发现淋巴瘤？

目前，医学上尚无筛查早期淋巴瘤的体检项目。但是，在某些情况下淋巴瘤可以早期被发现。早期发现淋巴瘤最好的方式是关注淋巴瘤的症状和体征。对于那些具有非霍奇金淋巴瘤危险因素的人（如HIV感染、器官移植、自身免疫性疾病或既往癌症治疗），应该定期体检。也许这些人不会发展为淋巴瘤，但是应该时常关注是否有淋巴瘤的症状和体征。

# 淋巴瘤的病因和预防

目前，淋巴瘤的发病机制尚未彻底明确，不过，有一些危险因素有促发淋巴瘤的风险，预防这些危险因素能够减少淋巴瘤的发生几率。

## ◎ 产生恶性淋巴瘤的病因是什么？

大多数淋巴瘤的病因是未知的。目前发现非霍奇金淋巴瘤与许多危险因素有关。

● 癌症与 DNA 突变产生或激活癌基因或关闭肿瘤抑制基因有关。生活中过多的暴露于辐射、致癌的化学物质或者感染都可引起 DNA 的变化，但这些变化往往不是肿瘤发生的主要原因。染色体易位是一种可以引起非霍奇金淋巴瘤发展的 DNA 变化。例如，滤泡性淋巴瘤大多数情况下有一个染色体 14 和 18 之间的易位，这取决于 Bcl-2 基因。这会阻止细胞在适当的时间死亡，从而导致淋巴瘤。淋巴瘤常发生于老年人。

● 淋巴细胞（淋巴瘤起源的细胞）是免疫细胞，所以在许多淋巴瘤患者中，免疫系统的改变似乎起着重要的作用。例如免疫缺陷（由于遗传条件、药物治疗、器官移植或 HIV 感染）、自身免疫性疾病（免疫系统不断攻击身体的某一部分）和慢性感染。

## ◎ 怎么预防淋巴瘤？

大多数非霍奇金淋巴瘤尚无可靠的预防措施，降低非霍奇金淋巴瘤风险的最好方法是预防已知的危险因素，如免疫缺陷。

遏制人类免疫缺陷病毒（HIV）的传播、HIV 阳性者及早进行抗病毒治疗能够降低非霍奇金淋巴瘤的发生率。

幽门螺杆菌感染与胃部的一些淋巴瘤有关。抗幽门螺杆菌治疗，可以降低胃淋巴瘤发生的风险。

有些淋巴瘤是通过放射治疗和化疗或使用免疫抑制药物来避免移植器官的排斥而引起的。医生们正在寻找更好的方法来治疗癌症和器官移植患者，以不增加淋巴瘤的风险。

此外，控制体重和健康饮食有助于预防淋巴瘤。

## ◎ 哪些人是淋巴瘤高危人群？

具有以下条件之一的人属于淋巴瘤高危人群：

● 遗传性免疫疾病（如低丙球蛋白血症或Wiskott-Aldrich 综合征）。

● 自身免疫疾病（如类风湿性关节炎、牛皮癣或干燥综合征）；艾滋病病毒感染；人类 T 淋巴细胞性 I 型或 EB 病毒感染；幽门螺杆菌感染；服用免疫抑制剂药物；器官移植后。

● 老年，男性或白人也是高危人群。任何增加患疾病风险的行为都被称为风险因素。

有风险因素并不意味着会患癌症；同样，没有危险因素也并不意味着不会患癌症。如果发现上述风险，请务必告诉医生。

## ◎ 淋巴瘤可以自然消退吗？

某些早期惰性淋巴瘤的淋巴结生长缓慢，有时可以自然消退。这些淋巴瘤的部分患者不需要积极治疗。

# 淋巴瘤的诊断之病理篇

病理活检是确诊淋巴瘤的金标准。病理科医生会在显微镜下观察病变淋巴细胞的种类和病变类型，以便为临床治疗的决策提供坚实的依据。

## ◎ 如何确诊淋巴瘤?

活检是诊断淋巴瘤的唯一可靠方法。活检是从患者的身体内获取细胞或组织，然后在显微镜下检查是否有癌细胞。病理学家（专门通过实验室检查和评估细胞、组织和器官来诊断疾病的医生）使用显微镜检查组织的淋巴瘤细胞。淋巴瘤被诊断后，可以进行免疫分型、流式细胞仪、荧光原位杂交（FISH）检测等进一步检查，来寻找不同类型淋巴瘤的特异性特征。

目前有以下几种类型的活检可以用于诊断淋巴瘤，医生根据每个人的情况选择相应类型进行活检。

### ● 切除活检

如果怀疑淋巴瘤，这是最常见的活检类型。在这一过程中，外科医生通过切开皮肤切除整个肿物（淋巴结）或仅部分淋巴结。具体操作有：①如果肿物位于皮肤表面（通常位于颈部，腋下或腹股沟区的淋巴结），这是一个简单的操作，通常可以用局部麻醉（麻醉药品）；②如果肿物位于胸部或腹部，需要手术切除肿物（腔镜手术或剖腹、开胸手术），这时患者需要镇静或全身麻醉（用药物使患者进入深度睡眠）。

切除活检可以提供足够的样本来诊断淋巴瘤的

确切类型，这是活检的首选类型。

● **细针穿刺或针芯（穿刺枪）活检**

在细针穿刺活检时，医生用一个非常薄的空心针连接到一个注射器，从一个淋巴结或器官中取（吸）少量的液体和小块人体组织。对于穿刺枪活检，医生使用更大的针获取一个稍大的组织。具体操作有：①如果肿物靠近身体的表面，医生可以感觉到肿物而瞄准针吸活检；②如果肿物位于身体深处，医生可以使用计算机断层扫描（CT）或超声引导下针吸活检，或者通过内镜从胃或肠中采集活组织检查。

颈部淋巴结肿大

针吸活检不需要手术，但在某些情况下，它不能获得足够的样本，以作出明确的诊断，仅适用于无法有效、安全地获得切除或切取部分病变组织的患者初次诊断时，最好是切除或切取部分病变组织。对于复发的患者，可以通过穿刺获取的病变组织来诊断。大多数医生不使用穿刺活检来诊断淋巴瘤。

● **其他类型的活组织检查**

这些检查通常不做淋巴瘤诊断，但它们可用来帮助确定淋巴瘤的分期（程度）。

**骨髓穿刺和活检**：通常在淋巴瘤被诊断后帮助确定是否已经到达骨髓。这两个检查经常在同一时间进行（骨髓活检通常是在穿刺后立刻进行）。常见的骨穿部位是骨盆后面（髋关节）的骨，在某些情况下可以是胸骨或其他的病变部位。

**腰椎穿刺**：这个检查是在脑脊液（包围着大脑和脊髓

的液体）中检测淋巴瘤细胞。患者侧卧，医生先麻醉脊柱下部区域，然后将一根空心的小针放在脊柱的骨头之间以取出一些液体。大多数淋巴瘤患者不需要这个检查。但某些伴中枢侵犯高危因素的淋巴瘤或如果有症状表明淋巴瘤已经侵犯到大脑、脊髓的患者需要做腰椎穿刺。

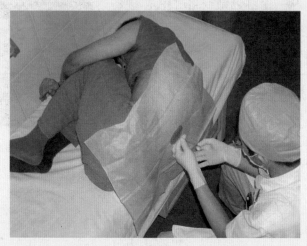

**腰椎穿刺**

**胸腔或腹腔液体活检：** 当淋巴瘤扩散至胸腔或腹腔，可引起积液。可以将空心针穿过皮肤进入胸腔或腹部获取胸腔内的液体（胸腔积液简称胸水）或腹腔内的液体（腹腔积液简称腹水）。通常情况下，超声波是用来引导针吸。医生在穿刺前先局部麻醉皮肤及皮下组织，然后用穿刺针将液体取出并在显微镜下观察淋巴瘤细胞。这个操作是从肺部周围的区域抽取液体，称为胸腔穿刺术。当它用于腹腔内收集液体，则被称为腹腔穿刺术。

## ◉ 为什么只做淋巴结细针穿刺活检不能确诊淋巴瘤？

在活组织检查样品中提供足够的组织对诊断淋巴瘤非常重要。细针穿刺通常不能获取足够大的样品用于病理学家正确诊断和分类，因此不推荐细针穿刺获取淋巴结组织。

由于淋巴瘤来自淋巴细胞，这些肿瘤细胞与淋巴结内本来就存在的淋巴细胞在细胞形态上差异不大，仅凭细胞形态不容易判断细胞良恶性。因此至少提供含有少量淋巴结结构的组织才能使病理学家根据淋巴结结构的变化分辨有无恶变的细胞。切除整个完整淋巴结是最好的。

此外在诊断淋巴瘤后，病理学家需要对活体组织进行各种检查（包括免疫分型、流式细胞仪、荧光原位杂交检测等），以寻找不同类型淋巴瘤的特异性特征。淋巴瘤的分类对正确合理地治疗淋巴瘤很重要。因为淋巴瘤有很多亚型，约80多种。不同亚型的淋巴瘤，在治疗和预后方面存在较大的差异。因此，一个淋巴瘤的完整诊断除了判断是否为淋巴细胞来源的肿瘤外，还需要判断具体类型，比其他实体瘤（如肺癌、肝癌）要复杂，所以需要更多的活体组织进行检测，而细针穿刺获取的组织远远不能满足诊断淋巴瘤的需要。

## ◎ 穿刺活检会引起淋巴瘤播散吗？

淋巴瘤播散指肿瘤细胞从原发部位经血液循环或淋巴管达到另一部位后存活、长大，变成新的肿物。肿瘤播散是一个很复杂的过程，需要满足很多条件才可以形成新的肿瘤。穿刺活检是用针取（吸）少量液体和小块人体组织用于显微镜下检查。由于液体或组织的量非常少，而且通常在确诊后立即治疗，因此即使穿刺活检时肿瘤细胞离开了原发部位也不会引起淋巴瘤播散。

## ◎ 淋巴瘤分为哪两大类?

淋巴瘤是由淋巴细胞（一种白细胞）发展而来的一组血细胞肿瘤。根据各自涉及的特定淋巴细胞可分为霍奇金淋巴瘤和非霍奇金淋巴瘤两大类。医生可以通过显微镜检查癌细胞来分辨两大类淋巴瘤之间的差异。如果在检查细胞中，医生检测到 Reed-Sternberg 细胞特定类型的异常细胞，则淋巴瘤被分类为霍奇金淋巴瘤。如果不存在 Reed-Sternberg 细胞，则将淋巴瘤分类为非霍奇金淋巴瘤。两大类淋巴瘤具有不同的疾病过程和治疗方案的选择，因此准确的诊断可以帮助医生确定预后和治疗方案的选择。

## ◎ 淋巴瘤的病理分型有哪些?

目前常采用世界卫生组织（WHO）的分类，淋巴瘤有两大类，约 80 种类型。根据淋巴瘤在显微镜下的形态、淋巴瘤细胞的染色体特征，以及细胞表面存在的某些蛋白质进行分类及分型。由于不同类型淋巴瘤的预后和治疗不同，所以明确病理类型对淋巴瘤患者十分重要。

霍奇金淋巴瘤分为经典型（有几种亚型）和结节性淋巴细胞为主型。

非霍奇金淋巴瘤有多种类型。可分为 B 细胞淋巴瘤和 T 细胞淋巴瘤两大类。

### ● B 细胞淋巴瘤

弥漫大 B 细胞淋巴瘤（包括：原发性纵隔大 B 细胞淋巴瘤、原发中枢的弥漫大 B 细胞淋巴瘤）、滤泡性淋巴瘤、慢性淋巴细胞白血病/小淋巴细胞淋巴瘤、套细胞淋巴瘤、边缘区 B 细胞淋巴瘤（包括：

黏膜相关淋巴组织结外边缘区淋巴瘤（MALT 淋巴瘤）、淋巴结边缘区淋巴瘤、脾边缘区 B 细胞淋巴瘤）、Burkitt 淋巴瘤、淋巴浆细胞性淋巴瘤、毛细胞白血病。

● T 细胞淋巴瘤

前驱 T 淋巴母细胞淋巴瘤 / 白血病、外周 T 细胞淋巴瘤（非特指）、皮肤 T 细胞淋巴瘤（蕈样肉芽肿、Sezary 综合征及其他）、成人 T 细胞白血病 / 淋巴母细胞淋巴瘤、血管免疫母细胞性 T 细胞淋巴瘤、结外 NK/T 细胞淋巴瘤（鼻型）、肠道 T 细胞淋巴瘤、间变性大细胞淋巴瘤。

## 为什么说病理诊断是确诊淋巴瘤的"金标准"?

病理诊断指在显微镜下观察组织以寻找癌细胞。这一过程指病理学家用显微镜观察细胞形态（基本形态学研究），参考临床表现、实验室检查及影像学检查确定组织病变性质（炎症、结核还是肿瘤）。

由于淋巴瘤类型众多，通常需要通过一些特殊染色、免疫组织化学、原位杂交等检查协助诊断。临床医师根据病理诊断结合流式细胞学、分子血液病理学做出合理地诊断和治疗（根据形态分类决定治疗方案）。仅从临床表现、影像学检查和实验室检查（目前淋巴瘤没有发现可靠的分子标志物）不能做出正确的诊断。

病理学家在肿瘤诊断中具有明确的作用。无论临床表现有多像恶性肿瘤，在没有组织诊断的情况下，不能确诊恶性肿瘤。除了极少数例外，在没有组织诊断的情况下不应进行恶性肿瘤的确定性治疗（化疗、放疗等）。支持这种做法的政策已写入大多数医院的章程，并由医院组织委员会和认证机构定期监测。

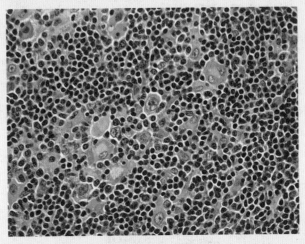

霍奇金淋巴瘤病理图像

## ◉ 淋巴瘤的准确诊断必须进行免疫组化检测吗？

在免疫组化检测中，活检样本的一部分被特殊的抗体（免疫系统蛋白的人造版本）处理，只附着在细胞表面的特定分子上。这些抗体引起颜色变化，可以在显微镜下观察到。淋巴瘤细胞与淋巴结内正常淋巴细胞在细胞形态上差异不大，通过免疫组化可以观察淋巴瘤的组织结构以及淋巴瘤细胞在组织中的定位，也可以观察到细胞的形态。免疫组化有助于区分不同类型的癌症及不同类型的淋巴瘤。淋巴瘤的准确诊断不仅需要鉴别恶性肿瘤细胞是否起源于淋巴细胞（诊断），而且更需要鉴别起源于哪一种淋巴细胞（分型），因此，免疫组化检测是诊断淋巴瘤必需的检查。

## ◎ 诊断淋巴瘤为什么需要进行分子病理检测？

分子病理检测（分子诊断）指采用一些方法分析样品中的 DNA 和 RNA 等物质。常用的诊断方法有聚合酶链反应（PCR）、荧光原位杂交、常规染色体分析等。某些淋巴瘤细胞在形态学上不容易与正常细胞鉴别，应用分子病理检测可以帮助病理医师诊断淋巴瘤。此外，WHO 的分类也是根据分子学特征性标志进行的，该分类是临床工作的重要参考依据。分子病理检测可以帮助病理医师对淋巴瘤进一步分型，微小残留病灶检测，还可以帮助判断预后及指导治疗。例如大部分淋巴瘤存在某些染色体易位，产生新的融合基因。这些融合基因反映了淋巴瘤发病的分子机制和疾病本质，检测融合基因可以帮助诊断、分型以及靶向治疗。

## ◎ 什么是淋巴瘤分期？常用的分期标准是什么？

对于淋巴瘤患者，医生想知道它已经扩散了多远（淋巴瘤是否已经扩散到淋巴结以外的其他器官），这叫做分期。Ann-Arbor 分期系统通常被用于淋巴瘤分期。该分期基于发现淋巴瘤细胞的位置（在淋巴结中或在其他器官或组织中），分期还取决于多少部位受到影响。数量越低，肿瘤扩散越少。更高的数字，如第 4 期，意味着更多的肿瘤细胞已经扩散到淋巴系统之外。

在 Ann-Arbor 分期系统中，I 期淋巴瘤细胞在一个淋巴结组中（如在颈部或腋下），或者仅在组织或器官的一部分（例如肺，而不是肝或骨髓）中。II期代表淋巴瘤存在于两个或两个以上的淋巴结组，或者淋巴瘤细胞在器官的一部分和器官附近的淋巴结组中。III期代表淋巴瘤蔓延到纵隔的两侧，也可以在这些淋巴结组织附近的组织或器官的一部分中发现。IV期表示淋巴结以外的组织，在一个或多个器官或组织（除了淋巴结之外）的几个部分中发现淋巴瘤细胞，或者在肝脏、血液或骨髓中。

除了这些分期数字，医生也许会将分期描述为A、B、E、S：

● A（无症状）：没有出现症状，如体重减轻、出汗或发热。

● B（症状）：有症状，如体重减轻、出汗或发热。

● E（淋巴系统外）：淋巴瘤存在于淋巴系统外部的组织中（如在肝脏或肺组织中），其他不太常见的发现淋巴瘤的地方包括骨、骨髓、皮肤、消化道、肾、卵巢或睾丸，如分期可以是 IIE。

● S（在脾中）：在脾中发现淋巴瘤，如分期可以是 IIIS。

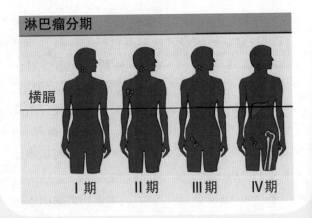

淋巴瘤分期

横膈

I 期　　II 期　　III 期　　IV 期

## ◉ 淋巴瘤分期需要做什么检查？

　　淋巴瘤通常在淋巴结中开始。它可以扩散到身体的几乎任何其他部分。例如，它可以扩散到肝、肺、骨和骨髓。

　　淋巴瘤分期需要做以下检查：骨髓活检、超声、CT 扫描、MRI、PET-CT 扫描。

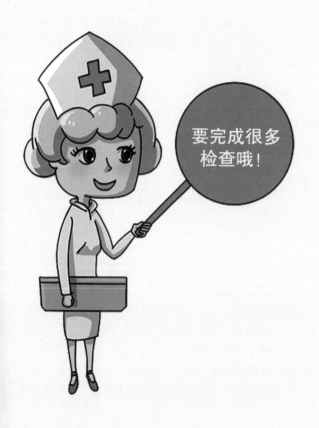

要完成很多检查哦！

# 淋巴瘤的诊断之生化篇

病理确诊淋巴瘤以后，医生还会安排你完成很多检查，特别三大常规、各种血生化检查、骨髓检查等，目的是为了了解你的身体状况，便于制定正确的治疗策略。

## ◎ 淋巴瘤患者抽血主要检查哪些项目？

血液中含有细胞和一些化学物质，抽血检查可以反映肿瘤一些情况及重要器官的功能（如肝脏、肾脏）。淋巴瘤患者抽血主要检查以下项目：

● 血常规：检测血液样本中的血细胞（主要有红细胞、白细胞、血小板）数量，以及白细胞（中性粒细胞）数量和比例。有时还可发现形态异常的细胞（如淋巴瘤细胞、异常红细胞）。

● 红细胞沉降率（血沉）：是判断炎性反应的指标，淋巴瘤患者可以出现血沉病理性加快。

● 电解质：血液中的化学物质来自骨头、肝脏及其他器官。电解质通常包括钠、钾、镁、钙等多种金属离子。这些电解质的异常水平可能是淋巴瘤所致，也可能是其他健康问题。

● 乳酸脱氢酶检测：乳酸脱氢酶是一种存在于大多数细胞中的蛋白质。当细胞受损时，它会进入你的血液。因此，高水平的乳酸脱氢酶是细胞损伤的一个标志，可由肿瘤引起，提示预后不良。

● 肝功能检查：肝脏不仅是人体的消化器官，也是最大的解毒器官，是起着去氧化，储存肝糖，分泌性蛋白质的合成等作用。当肝脏受到某些致病因素的损害，可引起肝脏形态结构的破坏和肝功能的异常。

● HIV检测：如果确诊存在艾滋病病毒，抗HIV病毒治疗是治疗淋巴瘤的一个重要组成部分。抗 HIV 治疗可以提高淋巴瘤治疗的效果。

● **乙肝检测**：乙型肝炎会影响一些肿瘤的治疗。在某些淋巴瘤的治疗过程中可以诱发肝炎，因此检测乙肝很重要，如果你有乙肝，在治疗肿瘤的同时需要治疗乙肝，医生会尽量选择对乙肝影响小的方案治疗肿瘤，避免引起肝炎爆发（严重时会危及生命）。

● **丙肝检测**：丙型肝炎会影响一些肿瘤的治疗。如果患者有丙肝，在治疗肿瘤的同时需要治疗丙肝，避免在淋巴瘤治疗过程中引起肝炎爆发（严重时会危及生命）。

## ◎ 淋巴瘤患者为什么要做骨髓检查？

骨髓是大骨内的海绵状脂肪组织，产生血细胞（红细胞、白细胞、血小板）。骨髓既有固体部分，又有液体部分。

骨髓检查包括骨髓穿刺和骨髓活检，这两个检查几乎总是同时进行。

● **骨髓穿刺**：通常使用骨穿针从髋骨（盆腔骨）的骨髓取得细胞的液体样品。

● **骨髓活检**：医生使用厚针头从髋骨或另一个大骨头中取出"米粒"大小的填充有骨髓细胞的骨。局部麻醉可以帮助控制疼痛。病理学家在样品中寻找淋巴瘤细胞。

骨髓检查除了可以检查血细胞的发育和功能，还可以判断骨髓中是否有淋巴瘤细胞，帮助淋巴瘤诊断、分类、分型及分期。医生也可以使用样品检测找到任何染色体变化情况。骨髓检查可以在治疗期间和之后进行。

# 淋巴瘤的诊断之影像篇

病理诊断淋巴瘤以后，医生还会安排你完善很多影像学方面的检查。因为淋巴系统会覆盖全身的系统，要通过一些影像学技术在全身寻找病灶。

## ◉ 超声检查在淋巴瘤患者诊断中的作用有哪些?

超声检查是一种成像方法，使用高频声波来产生身体内部器官或肿块的图像。图像可以提供用于诊断和治疗多种疾病的有价值的信息。例如超声可以用来观察身体表面附近的淋巴结，或者在腹部寻找肿大的淋巴结或检测肝、脾等器官。它还可以检测到肿大的肾脏（因为肿大的淋巴结阻塞了尿液的流出）。超声心动图可以检查心包积液等许多不同的心脏状况。静脉（四肢）超声通常用于搜索血块，特别是在下肢的静脉中（通常被称为深静脉血栓形成的病症）。有助于血块脱落并随血流到达肺部之前检测到。（超声不能用来观察胸部的淋巴结，因为肋骨阻塞声波。）

## ◉ 为什么 CT 是目前淋巴瘤分期的主要影像学方法?

CT 即计算机断层扫描，连接到计算机的 X 光机拍摄头部、颈部、胸部、腹部或骨盆的一系列详细图片。与常规 X 线不同，CT 扫描可以显示软组织（如内脏）的细节。此扫描可以帮助判断是否有淋巴结肿大。CT 扫描可用于寻找腹部、骨盆、胸部、头部和颈部淋巴瘤。你也许需要注射造影剂。此外，你也许会被要求喝另一种类型的对比剂。造影剂使医生更容易看到肿大的淋巴结和 X 射线上的其他异常区域。计算机可显示任何异常或肿瘤的详细横截面视图。CT 扫描也可用于测量肿瘤的大小。胸部、腹部和骨盆的 CT 扫描可以帮助找到存在于肺、淋巴结和肝脏的可疑癌细胞。

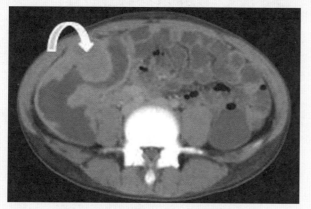

**腹部 CT 提示腹膜后淋巴瘤**（白色箭头所示）

## ◉ MRI 有哪些优势？在恶性淋巴瘤中如何应用？

像 CT 扫描一样，磁共振成像（MRI）提供了身体软组织的详细图像。但 MRI 扫描用无线电波和强磁铁代替 X 射线。计算机将图案转化为身体部分的非常详细的图像。MRI 对发现脊髓、骨髓或大脑的病灶非常有用，可以帮助医生判断淋巴瘤是否扩散到这些部位。MRI 也可用于测量肿瘤的大小。

为了产生更清晰的图像以帮助医生更好地看到细节，部分患者在 MRI 扫描前需静脉注射造影剂钆

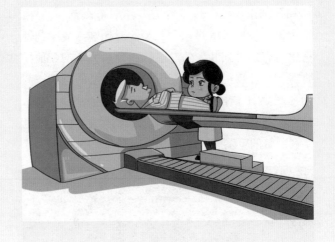

（对比材料）。与 CT 扫描所用的造影剂不同，造影剂钆极少出现严重的过敏反应。但在透析的人（肾衰竭）应谨慎使用这种对比剂。

## ◎ PET-CT 检查在淋巴瘤中有何优势?

正电子发射断层扫描（PET）可以评估全身淋巴瘤的活性。将一种放射性糖（俗称氟脱氧葡萄糖或葡萄糖）注射入体内，然后使用一个特殊的相机（正电子照相机）来检测放射性并产生身体的横截面图像。PET 扫描有助于区分活动性肿瘤与瘢痕组织，并可用于评估患者对治疗的反应。虽然计算机断层扫描（CT）可以显示淋巴结的大小，但 PET 扫描可以显示淋巴结是否有活性（仍有疾病），即由于体内的肿瘤细胞生长迅速，比正常细胞更快地代谢糖，所以它们吸收大量的放射性糖，导致在扫描图像上更多的"摄取"。因此 PET 扫描被认为是"功能成像测试"。

正电子照相机创建一幅身体内放射性区域的图

片，图片不是像 CT 或 MRI 扫描那样精细，但它可以提供有关你全身的有用信息。现在将 PET 和 CT 扫描组合成一个检查即 PET-CT（正电子发射断层扫描 - 计算机断层扫描）。

PET-CT 检查在淋巴瘤中具有以下优势：

● 可以帮助判断淋巴结是否含有淋巴瘤。

● 它也可以帮助发现淋巴瘤的小病灶，即使该病灶在 CT 扫描看起来是正常的。

● PET 扫描可以用来判断淋巴瘤是否对治疗有反应。有些医生会重复 1 次或 2 次化疗后的 PET 扫描。如果化疗有效，淋巴结将不再占用放射性糖。

● PET 扫描也可用于治疗后，以帮助医生判断肿大淋巴结是否仍然含有淋巴瘤或仅仅是疤痕组织。

通常，对于淋巴瘤患者，使用 PET 扫描与 CT 扫描（PET/CT 扫描）相结合的机器。这就让医生在 PET 扫描上与 CT 上对外观进行更详细的比较。

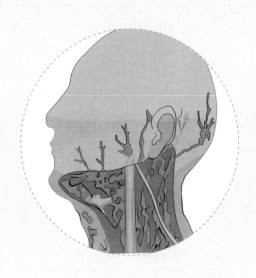

# 淋巴瘤的规范化治疗概述

诊断淋巴瘤后，一定要到正规医院进行规范化的治疗，经过规范化的治疗后，大多数淋巴瘤患者能够长期存活，甚至能够很好的生活，所以，要有信心挑战疾病，战胜疾病。

## ◉ 恶性淋巴瘤有哪些治疗方式？

目前淋巴瘤有以下几种主要治疗方式：化学药物治疗、放射治疗、免疫治疗、靶向治疗，条件允许时也可采用手术、造血干细胞移植。通常，患者先后接受几种治疗方式（组合治疗）。治疗选择和建议取决于几个因素：淋巴瘤的类型和分期、副作用、患者的偏好和整体健康状况。

一些生长缓慢的淋巴瘤（惰性淋巴瘤）早期也许不需要立即治疗。如果在健康状态下，淋巴瘤不会引起任何症状或不适。在观察等待期间，医生通过身体检查、CT扫描或其他成像检查以及定期实验室检查来密切监测患者。当患者出现症状或检查表明淋巴瘤恶化时，即需要治疗。对于一些生长缓慢的淋巴瘤（惰性淋巴瘤）早期患者，只要他们有定期和仔细的随访护理，观察等待不会影响生存机会。

## ◉ 所有淋巴瘤的治疗方式都一样吗？

淋巴瘤是一组疾病，例如非霍奇金淋巴瘤可分为 60 多种亚型，不同亚型淋巴瘤具有不同的表现和预后，需要不同的治疗方式。例如某些生长缓慢的淋巴瘤（惰性淋巴瘤）早期可以观察，等到有明显症状时开始治疗，其治疗的目的是控制病情，改善症状，延长生存期。某些生长快的淋巴瘤（中等侵袭性淋巴瘤，例如弥漫大 B 细胞淋巴瘤），需要中等强度的化疗，其治疗的目的是治愈。某些生长很快的淋巴瘤（高侵袭性淋巴瘤，例如淋巴母细胞淋巴瘤）不仅需要高强度化疗，还需要结合放疗、干细胞移植等治疗方式提高疗效。

## ◎ 单纯手术切除就能治好淋巴瘤吗？

淋巴瘤是全身性疾病，单纯手术切除不能治好淋巴瘤。但手术可以用于切除某些淋巴瘤（惰性或侵袭性非霍奇金淋巴瘤），所采用的手术类型取决于淋巴瘤在体内形成的位置。局部切除某些黏膜相关淋巴组织（MALT）淋巴瘤，移植后淋巴增殖性疾病和小肠 T 细胞淋巴瘤。脾切除适合边缘区淋巴瘤患者。

移植后的患者（心脏、肺、肝、肾或胰腺）通常需要服用药物抑制其免疫系统，器官移植后的长期免疫抑制可引起称为移植后淋巴增殖性疾病（PLTD）的某种类型的非霍奇金淋巴瘤。

## ◎ 什么是综合治疗？

综合治疗是指根据患者的个体情况（类型、分期、身体状况等），有计划地合理治疗患者。其目的是增加治愈的机会，延长寿命，改善生存质量。例如淋巴瘤的综合治疗不仅包括常规医学治疗（化疗、放疗、靶向治疗等），还可以配合其他疗法（例如针灸减轻疼痛）以减轻症状和副作用。综合治疗是实现个体化治疗的有效途径，以最小代价获得最大效益。

## ◎ 恶性淋巴瘤能治好吗?

恶性淋巴瘤治疗结束后五年未复发就算临床治愈,许多类型的侵袭性淋巴瘤可以通过有效治疗来治愈。例如,大约 2/3 的弥漫大 B 细胞淋巴瘤患者采用化疗联合利妥昔单抗的方案可以治愈。滤泡淋巴瘤目前没有治愈的方法,但超过 85% 的滤泡性淋巴瘤患者在诊断后至少存活 5 年,50% 的患者估计寿命超过 12 年。

## ◎ 恶性淋巴瘤的靶向治疗?

靶向治疗是一种使用药物或其他物质来识别和攻击特定癌细胞而不伤害正常细胞的治疗。用于成人非霍奇金淋巴瘤的靶向治疗包括单克隆抗体、蛋白酶体抑制剂和激酶抑制剂。单克隆抗体是在实验室制成的免疫系统细胞合成的单一类型抗体。这些抗体可以识别淋巴瘤细胞上的物质或可帮助淋巴瘤细胞生长的正常物质,抗体附着于物质并杀死淋巴瘤细胞,阻断其生长或阻止其扩散。它们可以单独使用(例如利妥昔单抗,治疗许多类型的非霍奇金淋巴瘤)或将药物、毒素或放射性材料(如钇 -90 标记的替伊莫单抗)直接用于淋巴瘤细胞。单克隆抗体治疗患者时就像普通药物一样静脉输注。蛋白酶体抑制剂可阻断蛋白酶体从而防止肿瘤生长。激酶抑制剂可阻断某些蛋白质而抑制淋巴瘤细胞生长或杀死淋巴瘤细胞。如依鲁替尼是一种酪氨酸激酶抑制剂,用于治疗淋巴浆细胞淋巴瘤和套细胞淋巴瘤。

## ◎ 美罗华是什么?

美罗华即利妥昔单抗，是一种单克隆抗体，可以识别 B 细胞上的 CD20 抗体，当抗体附着于该分子时，患者的免疫系统被激活以破坏一些淋巴瘤细胞（B 细胞）或使淋巴瘤细胞更容易被化疗药物破坏。利妥昔单抗可治疗弥漫性大 B 细胞淋巴瘤等非霍奇金淋巴瘤。利妥昔单抗是一种静脉注射溶液，输注时间需要几个小时，输注过程中可能会发生过敏反应，其他常见的副作用包括寒颤、感染、身体疼痛、疲倦和血细胞计数低。

## ◎ 西达本胺是什么?

西达本胺是一种组蛋白去乙酰化酶抑制剂，通过抑制相关组蛋白去乙酰化酶的亚型，调控肿瘤异常表观遗传（一种可以逆转的基因表达改变），并调节细胞免疫从而发挥抗肿瘤作用。适用于复发难治的外周 T 细胞淋巴瘤。西达本胺是一种口服药，常见副作用是血细胞计数偏低、乏力、发热、腹泻、恶心和呕吐等。

## ◎ 什么是造血干细胞移植?

造血干细胞移植（干细胞移植）是一种给予高剂量化疗和（或）全身照射，以清除体内的肿瘤细胞，然后再回输采自自身或他人的造血干细胞，重建正常造血和免疫功能。从患者的血液、骨髓（自体移植物）或供体（同种异体移植物）中获取干细胞（未成熟的血细胞），并冷冻和储存。在化疗和（或）放射治疗完成后，将储存的干细胞解冻并回输给患者。这些回输的干细胞可生长为身体的血细胞。

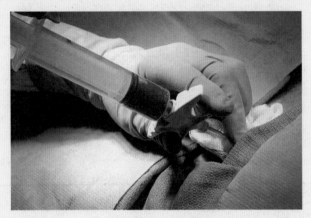

抽取骨髓捐献者的骨髓

干细胞移植步骤如下：

● 获取干细胞：从供体手臂静脉取血（捐赠者可以是患者本人或另一个人）。血液流过获取干细胞的机器。然后，血液通过另一臂中的静脉返回到供体。

● 大剂量化疗或放疗：患者接受化疗以消灭淋巴瘤细胞（血液形成细胞也被消灭）。

● 患者接收干细胞（通过放置在胸部血管中的导管）。

◎ 恶性淋巴瘤可以选择中药治疗吗？

目前认为肿瘤的发生与免疫功能有密切关系，中药治疗肿瘤可以帮助患者恢复免疫力，同时可以改善放化疗所引起的一些副作用（乏力、恶心、呕吐、便秘、食欲下降等）。所以中药治疗是重要的辅助治疗，但不能代替放化疗等西医治疗方法。特别是有些中药对癌细胞有一定的杀伤和抑制作用，但同时对骨髓（造血）、肝脏（最大的解毒器官）、肾脏（最大的排泄器官）有损害，所以在放化疗期间不建议使用，以免影响正常的治疗计划。此外，中药治疗期间也应定期复查血生化、血常规，早期发现血细胞下降、肝肾功能等异常情况，及时停药及处理。

## ◎ 什么是"双重打击""三重打击"淋巴瘤？

基因重排是一个基因与另一个基因的融合，反过来创造一个新基因。如果弥漫大B细胞淋巴瘤有myc基因和BcL2或者BcL6发生基因重排，叫做"双重打击"淋巴瘤。如果三个重排存在（myc基因和BcL2及BcL6发生基因重排），叫做"三重打击"淋巴瘤。这些类型的淋巴瘤细胞比别人长得快。在每100个弥漫大B细胞淋巴瘤中有3到10人，即3%~10%发生"双重打击"或"三重打击"。需要采用染色体分析技术或FISH检测技术检测"双重打击""三重打击"淋巴瘤。

## ◎ "双重打击""三重打击"淋巴瘤的治疗选择？

"双重打击""三重打击"淋巴瘤的恶性度高，治疗效果要差于未发生双重或三重打击的淋巴瘤。目前还没有标准的一线方案，可采用稍微强化的方案（如R-EPOCH方案或更大剂量的化疗方案），还有部分患者可考虑进行自体造血干细胞移植等。

# 淋巴瘤的放疗和化疗

放疗和化疗是淋巴瘤常用的治疗方法，通过规范化的放疗和化疗，患者可以获得长期缓解，甚至恢复正常的生活。因此，要有战胜疾病的信心。

## ◎ 化学药物治疗淋巴瘤的效果如何？

化疗是使用药物来破坏癌细胞（通过阻止癌细胞生长和分裂的能力），它是淋巴瘤的主要治疗方式。系统性化疗时药物进入血液循环以到达全身的淋巴瘤细胞（口服、静脉用药或者肌肉注射给药）。患者可以同时接受 1 种药物或几种不同药物的组合。使用的化疗方案取决于淋巴瘤的分期和类型。

最常见的治疗侵袭性淋巴瘤的初始治疗方案称为 CHOP 方案，对于 B 细胞淋巴瘤患者，利妥昔单抗和 CHOP 联合应用比单独使用 CHOP 疗效更好。还有其他常见的化疗方案，包括：BR（苯达莫司汀和利妥昔单抗）、基于氟达拉滨的组合（FC）、R-CVP（环磷酰胺，泼尼松，利妥昔单抗和长春新碱）等。

化疗的效果与淋巴瘤的类型及分期有很大关系。例如，大约 2/3 的弥漫大 B 细胞淋巴瘤患者采用化疗联合利妥昔单抗的方案可以治愈。但有些淋巴瘤常规化疗效果不好（如成人 T 细胞淋巴瘤 / 白血病、结外 NK/T 细胞淋巴瘤，鼻型淋巴瘤），需要联合放疗、干细胞移植等治疗手段提高疗效。

## ◎ 什么是 "CHOP" 方案?

最常见的治疗侵袭性淋巴瘤的初始治疗方案称为 CHOP，包含 4 种药物：环磷酰胺、多柔比星（阿霉素）、泼尼松、长春新碱。对于 B 细胞淋巴瘤患者，利妥昔单抗联合 CHOP 应用比单独使用 CHOP 更好。

## ◎ 放疗在淋巴瘤的治疗中起什么作用?

放射治疗是使用高能量的 X 射线或其它类型的辐射杀死癌细胞或抑制它们生长。有两种类型的放射治疗：外部放射治疗使用机体外部的机器照射肿瘤细胞；内部放射疗法使用的放射源被直接放入体内。全身照射是给予整个身体的一种外部放射治疗。它可以在干细胞移植之前给予。外部放射治疗用于治疗成人淋巴瘤，也可用作缓解症状和改善生活质量的姑息疗法。

放射治疗方案通常由在设定的时间段内给予特定数量的治疗组成。放射治疗通常在化疗前后给

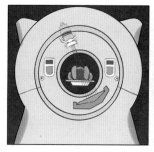 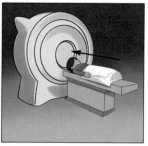

放疗是淋巴瘤治疗手段之一

**33**

予，这取决于非霍奇金淋巴瘤的亚型。通常用于淋巴瘤早期的患者，意味着它仅涉及1个或2个相邻淋巴结区域，或者具有特别大（通常超过7至10厘米）的淋巴结。它还可以用于治疗疼痛或以极低剂量（仅2次治疗）缓解晚期患者的局部症状。

## ◎ 放化疗常见的毒副反应有哪些？

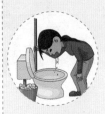

化疗的毒副反应（副作用）取决于个体和使用的剂量。常见的毒副反应包括疲劳、暂时降低血细胞计数、感染风险、恶心和呕吐、脱发、食欲不振和腹泻。这些副作用可以在治疗期间处理，并且通常在治疗结束后消失。化疗也可以导致长期的副作用（晚期效应），例如对性功能和生育能力的影响。

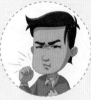

放射治疗的副作用包括一般副作用（疲劳和恶心）和与身体接收辐射的区域有关的副作用（轻微的皮肤反应、口干、暂时性脱发或腹泻）。肺部放疗的患者可以罹患肺炎，对骨骼进行放疗的患者有的会出现低血细胞计数。大多数副作用在治疗结束后很快消失，但放疗也可以导致晚期效应（如第二次癌症或心脏和血管损伤）。在骨盆的放疗后有时会发生性功能障碍和不孕。

## ◎ 恶性淋巴瘤治疗后如何评价疗效？

医生根据"治疗反应"来测量治疗对淋巴瘤细胞的有效性（疗效）。监测这种治疗反应的技术可以类似于用于诊断淋巴瘤的检查。可以通过身体检查（用尺子测量淋巴结及肿块大小）或者CT及PET-CT扫描显示肿瘤。淋巴瘤的检查以特定的间隔时间重复，使得结果可以与治疗前相比较。

对淋巴瘤治疗的反应分为以下几种：完全反

应（所有的癌症或肿瘤消失；没有疾病的证据）。部分反应（淋巴瘤已经缩小一定比例，但疾病依然存在）。稳定的疾病（淋巴瘤既没有生长也没有缩小；疾病的数量没有改变）。疾病进展（淋巴瘤逐渐长大；出现比治疗之前更多的疾病）。

评价疗效的时间：医生将根据治疗方案开出特定数量的化疗周期。可以在化疗期间评估治疗的疗效，但是除非淋巴瘤生长，否则循环的数目通常不改变。如果疾病进展，淋巴瘤生长，化疗将可能停止或改变为不同的药物。对于已经复发或患有晚期疾病的人，可以不规定特定数量的周期。相反，进行 2～3 个周期后评估疗效。如果疾病稳定或缩小，只要能维持反应，可以给予额外的化疗，只要化疗的毒性是可耐受的。一般来说，为了测量反应，最少需要 2～3 个化疗周期。一个化疗周期通常不足以评估其有效性。

## ◉ 恶性淋巴瘤治愈后需要维持治疗吗？

维持治疗是在初始治疗后用药物治疗淋巴瘤。如果淋巴瘤在初次治疗后完全缓解，可避免或减缓淋巴瘤复发。处于"完全缓解"意味着医生找不到肿瘤细胞，没有症状。维持治疗可以帮助防止淋巴瘤复发，另外在初始治疗后减慢晚期淋巴瘤的生长。在这种情况下，维持治疗不用于治愈淋巴瘤；但它可以延长人的生命。在以上这些情况下，都可以进行长时间的维持治疗。

## ◉ 恶性淋巴瘤的维持治疗有哪些？

淋巴瘤的维持治疗药物包括利妥昔单抗、干扰素、来那度胺等。

# 淋巴瘤的复发问题

淋巴瘤经过规范化的治疗后，接近一半多的患者会复发，但是复发并不意味着生命的终结，同样有不少的治疗和控制方法，让你生活的更好！

## ◉ 恶性淋巴瘤容易复发吗？

复发指治好了的淋巴瘤患者又出现淋巴瘤细胞生长的现象。约一半至三分之二的淋巴瘤患者会出现复发。

淋巴瘤可以再次发生在淋巴系统或在身体的其他部位。有部分患者复发时淋巴瘤类型会发生改变（与第一次的淋巴瘤类型不同），例如惰性淋巴瘤（淋巴瘤细胞生长缓慢）患者复发时可以变成侵袭性淋巴瘤（淋巴瘤细胞生长快），而侵袭性淋巴瘤复发时可以变成惰性淋巴瘤。

复发的原因通常是因为治疗后残留的淋巴瘤细胞在身体免疫力下降时再次生长。以下类型淋巴瘤容易复发：惰性淋巴瘤（难以根治）、高度侵袭性淋巴瘤（根治率不高）、免疫力低下患者、部分老年患者。

## ◉ 恶性淋巴瘤复发后还能治疗吗？

淋巴瘤复发并不意味着不能再治好，应积极配合治疗。

复发后医生会全面评估病情以制定方案。例如成人非霍奇金淋巴瘤复发后可以采取以下方法治疗：化疗（一种或多种药物），单克隆抗体治疗，放射性标记的单克隆抗体治疗，放射治疗（缓解症状和改善生活质量），自体或异体干细胞移植。

如果是侵袭性淋巴瘤，可以采取以下方法治疗：化疗（伴有或不伴有干细胞移植），单克隆抗体治疗（伴有或不伴有联合化疗）后进行自体干细胞移植，放射治疗（缓解症状和改善生活质量），放射性标记的单克隆抗体治疗。

套细胞淋巴瘤可以采用以下方法：酪氨酸激酶抑制剂，来那度胺，参加临床试验（例如来那度胺与单克隆抗体治疗的临床试验，比较来那度胺与其他治疗的临床试验，自体或同种异体干细胞移植的临床试验）。

惰性淋巴瘤复发后转变为侵袭性淋巴瘤的患者，治疗取决于淋巴瘤的类型，可以采用包括放射治疗（缓解症状和改善生活质量）的方法治疗。侵袭性淋巴瘤复发后转变为惰性淋巴瘤的患者，可以采用化疗的方法治疗。

## ◎ 复发和难治性淋巴瘤是否可以再次获得治愈？

复发和难治性淋巴瘤是指正规治疗后仍然不能完全让淋巴瘤细胞消失（完全缓解）或者消失后又复发的情况，例如部分侵袭性淋巴瘤。这些复发难治的淋巴瘤患者体内的淋巴瘤细胞"生命力"比较顽强，需要大剂量化疗才能彻底杀死肿瘤细胞，这时需要配合干细胞移植（自体干细胞移植）。1/3 ~ 2/5 对大剂量化疗反应较好的患者可以通过自体干细胞移植再次获得治愈。

# 淋巴瘤的康复管理

淋巴瘤经过治疗后，由于很多患者要复发，因此要遵医嘱进行康复管理，如果发现复发，要及时治疗复发疾病。

## ◉ 恶性淋巴瘤放化疗期间怎么进行个人护理？

放化疗会带来一定的副作用，期间除了健康饮食和适当运动以及不吸烟外，针对不同的情况采用不同的护理方式。当你在阳光下时要注意防晒（戴一顶宽阔帽沿的帽子，在暴露的皮肤上涂 SPF 30 或更高级别的防晒霜）。

### ● 口腔护理

化疗可以引起口干或口疮，从而导致细菌增加。细菌可以在你的嘴里引起感染，这可以传播到你身体的其他部分。

推荐以下方式进行口腔护理：刷牙（每天 2~3 次，每次 2~3 分钟）。建议使用软毛牙刷和含氟化物的牙膏。可使用常规唇部护理产品防止嘴唇干燥和开裂。不要吃含有大量糖的食物和饮料、咀嚼无糖口香糖或吸无糖冰棍或无糖硬糖果。如果有新的口腔溃疡或疼痛请及时告诉医生。

● **预防感染**（尤其是白细胞下降时，具体措施参见第44页）

● **对血小板减少症患者的自我护理**（避免出血）

在喝酒或服用新药之前询问医生这些是否会加重出血。使用软牙刷，如果牙龈出血，不要用牙线。使用软纸轻轻擦鼻子。小心使用剪刀、刀、针或其他锋利的工具。使用电动剃须刀。避免接触运动和其他可以导致伤害的活动。

● **放疗期间个人护理**

许多人在治疗期间经常感到疲劳、辐射部位皮肤异常、情绪焦虑等。可以采用这些方法来照顾自己：多休息、吃健康的食物、寻求情感支持、在医生指导下使用药物治疗、皮肤尽量减少暴露在阳光下。

## ◉ 淋巴瘤治疗期间如何进行门诊随访？

淋巴瘤治疗期间有时会出现需要处理的副作用，定期门诊随访可以早期发现异常，及时处理。一般情况，每周复查血常规一到两次，如出现骨髓抑制（血细胞减少）及时处理，出现白细胞下降要预防感染。此外还有一些少见但需要处理的严重副作用：感染、深静脉血栓形成（潜在的危及生命的血凝块）、肺栓塞（肺中的血块需要急诊处理）、肿瘤溶解综合征（危及生命的重要器官损伤）。了解这些副作用的有关知识可以提醒你早日就诊。

● **感染**

需要立即处理的常见类型的感染包括：肺炎（从肺部开始）、尿路感染（其可以在膀胱或肾脏开始）。口腔、咽喉、食管、胃、肠或肛门感染、血流感染（这是白细胞减少或植入导管患者最常见的副作用）。这些感染有的会危及生命，医生将帮助你确定感染是否严重，以及如何最好地处理你的症状。

①如果你有以下一个或多个表现，请立即通知医生。如果症状不能立即评估，建议去急诊室。这些表现包括：发热（38℃）或更高，寒颤，胸痛或呼吸急促，头晕，严重头痛，颈部僵硬，血尿或尿中有沉淀物。

②出现以下症状需要就诊：咳嗽，任何部位肿胀或发红（包括切口、伤口或导管周围），在嘴巴里或舌头上有疮或白色分泌物，牙齿或牙龈疼痛，喉咙痛，耳痛，头痛或面部疼痛，颈部僵硬或疼痛，腹痛，皮肤长疮或皮疹，腹泻或肛门附近的疮，血尿或尿中有沉淀物，小便时疼痛或燃烧，阴道分泌物或瘙痒以及身体出现任何变化或感觉不正常（包括感觉不舒服的一般感觉）。

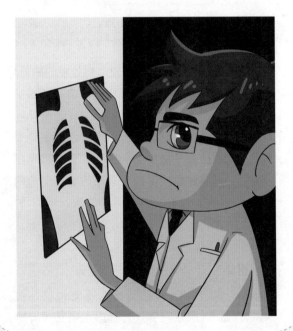

## ● 深静脉血栓形成

深静脉（通常在腿中）血栓形成后血凝块脱落随血流到达肺的主要动脉，可以引起肺栓塞，会有生命危险。深静脉血栓形成的体征和症状与血栓本身或肺栓塞有关。有些人没有意识到深静脉血栓，直到他们有肺栓塞的体征和症状。

①如果你出现以下一种或多种症状和体征需警惕深静脉血栓形成，请立即就诊：腿或臂上的静脉肿胀，腿部疼痛或压痛（只有站立或行走时才会感觉到），手臂活动时出现疼痛或触痛，在腿或手臂肿胀或疼痛的区域皮肤温度增加。

②肺栓塞的体征和症状：腿或胳膊上皮肤变红或变色，不明原因的气短，胸痛（深呼吸时胸两侧或背部疼痛），咯血，呼吸加快，心率加快。

③以下因素会增加深静脉血栓形成风险：手术，化疗，激素治疗，长期卧床，个人或家族中有血液系统疾病史，基础疾病如心脏病或肺部疾病，老龄，吸烟。

## ● 肿瘤溶解综合征

淋巴瘤治疗引起的肿瘤细胞快速死亡、分裂并将其内容物（钾、磷酸盐和肿瘤DNA）溢出到血液中，导致血液中的某些电解质和其他化学物质浓度变化，甚至会损害器官（包括肾脏、心脏、肝脏和神经系统），有时导致抽搐、癫痫发作和死亡。少数情况下这种综合征可以在肿瘤治疗开始之前发生，患者在医院接受治疗时医生可以监测他们，并提供静脉（IV）液体和药物以帮助防止和治疗溶解综合征。通过血液和其他实验室检查可以诊断肿瘤溶解综合征。

特定的体征和症状可以及时发现该综合征：恶

心、呕吐、腹泻、肿胀、呼吸急促、不规则的心跳、低血压、血尿或尿中有沉淀物、尿量减少、背部疼痛、虚弱或无力、抽搐、肌肉痉挛、关节疼痛。

最易发生肿瘤溶解综合征的淋巴瘤有：伯基特淋巴瘤、大细胞淋巴瘤（非霍奇金淋巴瘤的类型）、慢性淋巴细胞性白血病等。以下因素也会增加患者在肿瘤治疗期间崩解的风险：高白细胞水平、高血尿酸水平、肾脏疾病、脱水、晚期肿瘤、肿瘤负荷大（大包块）。

## ◎ 为什么恶性淋巴瘤治疗后需要随访？

随访是指治疗结束后定期到医院复查。目的是早期发现淋巴瘤复发，观察和处理肿瘤治疗的副作用，以及监测整体健康。复查包括医生询问病史，身体检查和医学检查（如实验室检查、影像学检查，必要时骨髓检查等）。随访的重要性在于：

● **监测淋巴瘤复发**

因为少量的淋巴瘤细胞可能残存在身体中未检测到，随着时间的推移，这些细胞可以增加数量，直到它们被检测出或导致体征或症状。定期随访可以早期发现淋巴瘤复发。

● **管理长期和晚期副作用**

当放化疗损害健康细胞时会发生副作用。大多数副作用在治疗后消失。而一些副作用可以在治疗停止后仍然存在（长期副作用）。其他副作用可以在数月甚至数年后发生（晚期副作用）。长期和晚期影响可以包括身体和情绪变化。例如由于霍奇金淋巴瘤患者存活时间很长，易患第二肿瘤，年轻患者有的因治疗出现生育能力减少或下降（男性可在化疗前建精子库，女性可在放疗前手术移动卵巢）。颈部或胸部放疗的患者易患甲状腺功能减退症。胸部放疗及一些化疗药物（如阿霉素和米托蒽醌）可引起心脏损害。吸烟、高血压等会增加这些患者中风（颈部放疗损害颈部血管）和肺损伤的风险。

因此淋巴瘤患者应定期访问熟悉他们病史和治疗情况的医生。在缓解期间不同时间点也需要进行医学检查（如血液检查和 CT 扫描），以评估是否需要额外的治疗。同时监测长期影响或晚期影响。鼓励患者及其护理人员保存所有医疗记录和检查结果的复印件，以及所有接受治疗的类型、数量和持续时间的信息。这些资料对于随访非常重要。

## ◎ 门诊发现骨髓抑制怎么办?

骨髓是骨骼里面的海绵组织，可产生新的血细胞。但化疗影响此过程。因此，你会因血细胞太少而产生副作用。例如具有太少的红细胞导致贫血（疲劳、头晕和呼吸短促）。具有太少的白细胞导致白细胞减少（易发生感染）。血小板过少导致血小板减少（易出血和瘀伤）。

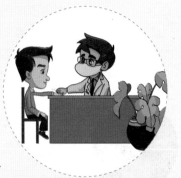

门诊发现骨髓抑制时，医生可开处方药物治疗这些血液疾病并预防白细胞减少症。药物帮助你的骨髓制造更多的血细胞。如果出现严重骨髓抑制（如红细胞、白细胞、血小板大量减少），需要住院治疗（使用抗生素，输血）。同时加强护理。

## ◎ 恶性淋巴瘤治疗后如何预防感染？

恶性淋巴瘤治疗可导致中性粒细胞（一种有助于抵抗感染的白细胞）数量下降，为了防止感染，可采取以下措施。

### ● 饮食方面

①不要与其他人分享食物、饮料，不要共用餐具和个人物品；

②加强营养（吃各种营养的食物）；

③不吃未煮熟的食品（肉类、鱼、贝类或家禽），新鲜的水果和蔬菜需要洗净。

### ● 个人卫生方面

①经常洗手，或使用抗菌洗手液（尤其在进食前和使用洗手间后务必清洁双手）；

②洗澡时涂抹乳液以防止干燥的皮肤出现裂纹；

③刷牙时用柔软的牙刷；

④注意保持导管周围的区域清洁和干燥。

### ● 尽量避免以下事项

①避免切割（使用电动剃须刀）；

②避免与患病或最近患病的人接触；

③避免与大量人群接触；

④避免接触猫狗和处理动物废物；

⑤避免接触刚接种过疫苗的人（如水痘、麻疹、脊髓灰质炎或流感疫苗）。

### ● 增强体质

①每天保证休息时间（至少7至8小时的睡眠）；

②适当的活动；

③询问医生是否适合接种疫苗。

## ◎ 恶性淋巴瘤患者放化疗后如何进行饮食调节？

患者在接受放化疗后，有时也许不想吃东西（特别是在治疗期间或之后），还会感到不舒服或疲劳，也许还发现食物味道不如以往那么好。此外，治疗的副作用（如食欲不振，恶心，呕吐或口腔溃疡）可使其难以很好地进食。

不过，你需要适量的热量来保持良好的体重，还需要足够的蛋白质来保持力量。吃得好可以帮助你感觉更好，有更多的精力。下面的建议可以帮助患者更好地调节饮食：

● 如若不喜欢水的味道，可以在水中加入新鲜水果使其变得美味，也可以通过其他食物和饮料吸收液体（如喝汤或吃西瓜，喝茶、牛奶或奶制品，有时也可喝一些运动饮料）；

● 如果不喜欢味道平淡的食物，可以适当加一些调料（如大蒜及一些香料），如果患淋巴瘤前喜欢吃麻辣味的菜肴，也可以适当在菜肴中加少量麻辣调味品，可以刺激食欲；

● 当嘴痛的时候，要进食清淡食物（避免酸的和辛辣食物），直到嘴愈合；

● 少吃多餐，保证提供足够的热量。如果不想吃肉，可以进食其他食物获得蛋白质（如鱼类、鸡蛋、豆类及豆制品、奶类、坚果等）；

● 如果嘴里有异味（如金属味），可吃薄荷糖、口香糖或新鲜的柑橘类水果，另外吃东西前刷牙可减轻异味；

● 当有口腔溃疡或牙龈感染，可使用搅拌机加工蔬菜和肉类，也可吃蔬菜汁提供水分，加入肉汁可提供热量。

用食物滋补身体是老百姓的传统，根据中医药的理论，食疗所用的食物有不同的性质（如平性、温热性、凉性），身体状况不同应食用不同的食物。因此，最好与医生讨论具体食谱。

## ◉ 恶性淋巴瘤放化疗后可以运动吗？

运动可以帮助减少疲劳。按照个人需求制定的锻炼计划会让身体和情绪都会更好，也能更好地应对。无论选择什么身体活动，一定要与医生讨论。此外，如果活动导致身体痛苦或其他问题，一定要让医生或护士知道。

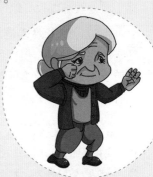

运动可以从以下几方面改善身体和情绪：改善心血管功能（心脏和循环）。配合良好的饮食，运动可以得到和保持在一个健康的体重。运动使肌肉更强壮。减少疲劳和有更多的能量。可以帮助降低焦虑和抑郁，感到快乐，帮助患者的自我感觉更好。

具体的运动形式因人而定，可以从短暂散步开始，当身体逐渐恢复后可以从事其他活动（如轻柔的伸展运动、步行、瑜伽、太极、游泳等）。试着找个伴儿一起锻炼，有家庭或朋友参与，有额外的支持，这样就不会单独去做。

## ◉ 放化疗后脱发怎么办？还能生长吗？

某些化疗药物或者放疗（针对生长头发的身

体部位，如头皮）会引起脱发（发根中的细胞被损伤）。通常在化疗几周后开始，在其后一两个月逐渐加重。化疗结束后约 1～3 个月，头发开始再生（头发完全重新生长通常需要大约 6～12 个月）。新的头发也许变得更薄或更粗，颜色也许与以前不同。头发通常会在几年后恢复正常。

下面介绍如何在治疗前、治疗期间和治疗后管理脱发。

● 治疗前与医师讨论治疗方案是否会引起脱发，与有类似经历的人、家庭成员或朋友谈论脱发的感觉，可以减轻恐惧和焦虑。

● 建议在开始治疗前剪短头发，这样会使头发看起来更丰满，也可以使脱发不那么明显。当头发开始重新生长时很快就长成较短的发型。

● 冷帽治疗：在化疗之前、期间或之后戴上具有冷包的帽或头套可以减少脱发（静脉用药造成的脱发）。寒冷会使头上皮肤中的血管变窄，减少到达毛囊（发根的细胞）的药物。需要询问医师这种方法是否适合。

● 药物：局部药物米诺地尔可以用于化疗、干细胞移植或放射治疗后头发没有完全生长的人。有时，口服药物如螺内酯或非那雄胺也可以改善这些情况下的毛发生长。

● 在癌症治疗期间加强头发和头皮的护理：选择柔和洗发水（无香味）。洗头不要太频繁，不要大力擦洗。保持头发干燥。选择一个柔软的发刷或宽齿梳。在户外时注意保护头皮，如在头皮上使用防晒霜，戴帽子或围巾。在寒冷季节注意保暖（在头上戴帽或围巾）。不要用高温吹干头发或拉扯头发。不要使用化学产品卷曲或伸直头发。不要染发。睡觉时选择一个柔软、舒适的枕巾。咨询医师可否使用头发生长霜或洗剂或维生素 B。

● 如果出现脱发，可以选择佩戴假发。注意正确佩戴，减少对头皮的刺激。

当头发开始重新生长时，会比原来的头发更精细，更容易损坏。按照以下方法护理，可以减少损坏：限制洗头发次数（每周两次）。按摩头皮（去除干燥的皮肤和薄片）。使用宽齿梳。不要捆扎、卷曲或高热吹干头发。不要卷曲或使用化学产品（如烫发液）拉直头发（有时需要等待长达1年）。在使用化学品之前要先用一小块头发测试，看看它是如何反应的。也可以问理发师的建议。不要染发（至少治疗结束后3个月）。

## ◎ 恶性淋巴瘤治愈后该如何进行随访？

随访是指治疗结束后定期到医院复查。目的是早期发现淋巴瘤复发，观察和处理肿瘤治疗的副作用，以及监测整体健康。复查包括医生询问病史，身体检查和医学检查（如实验室检查和影像学检查）。一般患者治疗结束后第一个月需要复查以判断治疗效果，是否需要补充治疗。在最初两年内每三个月复查一次，两年后每半年复查一次五年后每年复查一次。

患有侵袭性淋巴瘤的患者，在治疗结束后的前三年中随访最频繁。五年后复发几率下降，但这些患者应该进行常规随访，以观察治疗的远期效果。对于缓慢生长或无痛的淋巴瘤，应该终生随访。每年2~4次进行身体检查和血液检查。必要时影像学检查（PET-CT）。霍奇金淋巴瘤治疗后需要多年的随访。治疗后的最初几年，通常会每隔几个月进行一次就诊和检查。其后随访间期可以增加，但即使是五年后，也应该至少每年随访一次。

# 2

# 浆细胞肿瘤

## 什么是浆细胞?

浆细胞是分化成熟的B细胞（一种淋巴细胞），可分泌免疫球蛋白（一种抵抗感染和疾病的物质），帮助身体抵抗感染和疾病。浆细胞通常是身体免疫系统的关键部分。

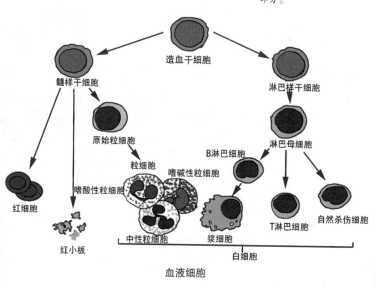

造血干细胞

髓样干细胞

淋巴样干细胞

原始粒细胞

淋巴母细胞

B淋巴细胞

粒细胞

嗜碱性粒细胞

嗜酸性粒细胞

红细胞

中性粒细胞

浆细胞

T淋巴细胞

自然杀伤细胞

红小板

白细胞

血液细胞

49

# 认识浆细胞疾病

浆细胞疾病对于很多老百姓而言，可能都没有听说过，这是一大类累及浆细胞（分化成熟的B淋巴细胞）的一种疾病，有良性疾病，也包含恶性疾病。

## ◎ 什么是浆细胞疾病？

浆细胞疾病指身体在骨髓（骨骼内的海绵组织，通常产生血液的组分）中产生太多异常浆细胞而导致的疾病。异常浆细胞产生M蛋白，其是在骨髓中积聚的异常抗体，并且可导致血液变稠或损伤肾脏。异常浆细胞还可以在骨或软组织中形成肿瘤。浆细胞疾病是一组疾病。

## ◎ 浆细胞疾病的常见分类有哪些？

意义未明的单克隆丙种球蛋白病（MGUS）：一种良性（非癌症）的浆细胞瘤，存在低水平的M蛋白，并且没有身体的症状或损伤。在罕见的情况下，MGUS可以发展成为多发性骨髓瘤。

浆细胞瘤病理图像

当仅有一个肿瘤时，该疾病被称为浆细胞瘤（可分为骨骼孤立性浆细胞瘤和髓外孤立性浆细胞瘤）。当存在多于一个肿瘤时，该疾病被称为多发性骨髓瘤。

两者都是恶性的。

浆细胞疾病还包括：华氏巨球蛋白血症、系统性轻链淀粉样变性等。

## 浆细胞疾病有哪些临床表现、并发症及危害？

浆细胞疾病可有以下一些临床表现：骨痛（特别是在脊柱或胸部），恶心，便秘，食欲不振，疲劳，反复感染，体重减轻，腿瘦弱或麻木，过度口渴，尿量增加或减少，肾功能受损。

**浆细胞疾病的并发症及危害如下：**

● **反复感染**：骨髓瘤细胞抑制身体抵御感染的能力；

● **骨骼问题**：多发性骨髓瘤也可以影响骨骼，导致骨痛，骨头变薄和骨折；

● **肾功能损害**：多发性骨髓瘤可以导致肾功能的问题，并发症包括肾衰竭，高血压或糖尿病。侵蚀骨髓导致血液中的钙水平升高，会干扰肾脏过滤血液废物的能力。由骨髓瘤细胞产生的蛋白质可以引起类似的问题；

● **贫血**：由于骨髓瘤细胞排除正常血细胞，多发性骨髓瘤也可引起贫血和其他血液问题；

● 严重高钙血症可导致昏迷或心脏骤停；

● **神经系统症状**：如果骨髓瘤削弱脊柱中的骨骼，它们可以塌陷并压在脊柱神经上。这称为脊髓压迫，可引起突然严重背痛，麻木，肌肉无力，最常见于腿部。这是一个医疗紧急情况，应该马上联系医生或去急诊室。

51

## 系统性轻链型淀粉样变性的体征和症状

淀粉样变性患者通常具有与骨髓瘤患者相同的问题，例如肾脏和神经损伤，有时还有其他问题：

● **心脏问题**：一些患者发生心跳加快或减慢。有的心脏会变大。有一些人，心脏变得虚弱后体液积聚在肺部，使他们感到呼吸短促。体液还会在腿和脚中积聚（水肿）。这常为充血性心力衰竭的临床表现。

● **肝脾肿大**：人通常可以感觉到右肋下方的肝脏和左肋下方的脾脏。当这些变大时可以压在胃上，所以人只吃了少量的食物就感到吃饱了。

● **扩大的舌头**：当淀粉样蛋白在舌头中积累时，它可以变大，这将导致吞咽问题和睡眠期间呼吸问题（睡眠呼吸暂停）。

● **皮肤变化**：如颜色或质地的变化，容易瘀伤，并渗入眼睛周围的皮肤（"浣熊眼睛"）。

● 还可表现为腹泻及腕管综合征（其导致手腕的麻木和虚弱）。

## ◉ 哪些情况下应考虑浆细胞疾病？

异常浆细胞可以抑制骨髓中其他细胞（可产生红细胞、白细胞和血小板的细胞）的生长。它们还减少了正常浆细胞的产生，降低了人的免疫力。这种抑制将导致：贫血（缺乏红细胞），切口出血过多（血小板不足），频繁感染（由于白细胞减少和异常抗体而不能对感染作出反应）。

浆细胞疾病可产生 M 蛋白，导致血液变稠或损伤肾脏，异常浆细胞还可以形成肿瘤（骨或软组织）。浆细胞疾病还可引起结构性骨损伤，其可导致骨骼变弱并且随时间导致疼痛性骨折或骨断裂。骨骼被破坏后，引起血液中钙增加，损害肾脏和其他器官。

因此如果出现以下症状需警惕浆细胞疾病：

- 容易出现擦伤、皮下出血，检查发现血小板减少；

- 乏力、头昏、活动后心慌等贫血表现；

- 反复发热、咽痛、咳嗽等感冒症状，检查发现血中球蛋白、免疫球蛋白异常（升高或降低）；

- 不明原因的恶心、呕吐、不想吃东西，检查发现血钙升高；

- 无明显诱因出现骨痛，在加重后（如改变姿势、喷嚏、用力时）不能自行好转，影像学发现骨折（病理性，即不是外伤引起的）或骨质破坏；

- 下肢或颜面部水肿，尿量比以前减少，检查发现白蛋白减少；

- 出现泡沫尿（尿液中泡沫增加），检查发现尿蛋白或肌酐升高；

- 突然出现截瘫、二便失禁，检查发现脊髓压迫，椎体被破坏。

## 多发性骨髓瘤的病因有哪些？

多发性骨髓瘤的原因尚未确定。可能与免疫系统病变，某些职业暴露于特殊化学物质和暴露于辐射下有关。然而，大多数情况下在没有已知危险因素的个体中发展多发性骨髓瘤。多发性骨髓瘤也许是几种风险因素共同作用的结果，包括遗传因素。

## 多发性骨髓瘤多见于哪些人群？

多发性骨髓瘤多见于老年人、男性、暴露于辐射或某些化学物质、有家族史的人（有兄弟姐妹或父母有骨髓瘤的人比普通人得病几率高4倍）。许多具有未确定意义的单克隆丙种球蛋白病（MGUS）或孤立性浆细胞瘤的人将最终发展成多发性骨髓瘤。

# 浆细胞肿瘤的早期诊断

由于浆细胞肿瘤引起的临床症状繁多，患者有时会因局部症状就诊，甚至误诊为局部疾病，当按照常规治疗效果不佳时，应考虑到其他波及局部的全身性疾病。

## ◎ 骨质疏松的患者哪些需要考虑合并多发性骨髓瘤？

在多发性骨髓瘤中，骨髓中浆细胞的过度生长可以影响正常的血液形成细胞，导致低血细胞计数。这将导致贫血（红细胞短缺），表现为皮肤黏膜苍白，虚弱和疲劳。血液中的血小板水平变少（称为血小板减少症），引起出血和瘀伤增加。可以发展的另一个病症是白细胞减少（正常白细胞的短缺），易频繁发生感染。

另一方面异常浆细胞产生大量单株免疫球蛋白会引起血黏滞度增高造成血流速度缓慢而经常头晕或视物模糊。

大量免疫球蛋白的剩余轻链从小便排出形成蛋白尿，甚至造成肾功能衰竭。

当骨质疏松的患者出现以上症状难以用其他疾病解释时，应考虑到本病。

## ◎ 什么是多发性骨髓瘤 "CRAB" 症状？

与骨髓瘤相关的症状用 CRAB 描述。它们包括高血钙症（血液中高钙 calcium），肾功能不全（renal insufficienoy），贫血 (anemia) 和骨痛或骨骼病变（bone disease）。

　　血钙水平增加指血清钙水平高于正常上限。肾功能不全指肌酸酐 >173mmol/L。贫血指低血红蛋白水平。骨骼病变包括：溶解性损伤（骨损伤区域）、骨质疏松症（骨骼变薄）、脊柱的压缩性骨折。

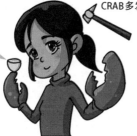

颅骨穿凿样损害
CRAB多发性骨髓瘤症状

单克隆免疫球蛋白
(M-蛋白)

calcemia高钙血症
renal insufficiency肾功能不全
anemia 贫血
bone disease骨质病变

B细胞
异常克隆性增殖

**Multiple myeloma（MM）"美眉"病**
**多发性骨髓瘤**

多发性骨髓瘤的"CRAB"症状示意图

## 多发性骨髓瘤的常见分类及诊断标准是什么？

　　多发性骨髓瘤根据有无症状分为两类：冒烟型骨髓瘤（无症状），活动型骨髓瘤（有症状），后者根据免疫球蛋白类型分为不同类型。

　　由多发性骨髓瘤细胞产生的免疫球蛋白（抗体）的类型通常在骨髓瘤患者之间存在不同。每种免疫球蛋白由四条蛋白质链组成：两条长链（称为重链）和两条较短的链（称为轻链）。免疫球蛋白根据其重链分为五类。每个类别含有一种类型的重链，

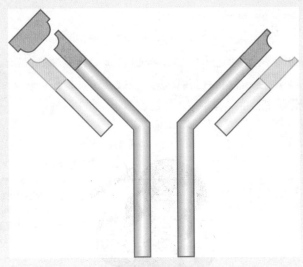

免疫球蛋白的结构

人们用希腊字母：γ（IgG），α（IgA），mu（IgM），ε（IgE）或δ（IgD）来定义五种重链。通常，浆细胞形成这五种主要类型的免疫球蛋白之一，并且每种类型的免疫球蛋白在体内具有略微不同的功能。医生用称为电泳的血液检查来测量这些单克隆蛋白。通常以最大量存在于血液中的免疫球蛋白类是 IgG，然后是 IgA 和 IgM。IgD 和 IgE 以非常小的量存在于血液中。IgG 占所有多发性骨髓瘤病例的60%～70%，IgA 占约20%的病例。免疫球蛋白轻链用希腊字母 κ 或 λ 来定义。由多发性骨髓瘤细胞产生的蛋白质有助于确定多发性骨髓瘤的类型。五类免疫球蛋白存在于症状性骨髓瘤的大多数病例中。在一些情况下，浆细胞可产生不完全的免疫球蛋白（轻链骨髓瘤），或者根本不分泌它们（非分泌性骨髓瘤）。因此，多发性骨髓瘤可分为以下几种类型：IgG、IgM、IgA、IgD、IgE、轻链型及不分泌型。其中，IgG、IgA 及轻链型在临床多见。

虽然多发性骨髓瘤通常根据检查结果做出诊断，但是患者的症状和医生对患者的身体检查也是重要的。多发性骨髓瘤的诊断标准：

①浆细胞肿瘤（通过活检证实）或骨髓中至少 10% 的细胞是浆细胞，并且至少存在以下情况之一：高血钙水平、肾功能不全、低红细胞计数（贫血）、在影像学中发现的肿瘤生长的骨中有孔、MRI 扫描中骨或骨髓中的异常区域、血液中一种类型的轻链增加，使得一种类型比另一种更常见 100 倍；②或者骨髓中 60% 或更多的浆细胞。

冒烟性骨髓瘤（不引起任何症状或问题的早期骨髓瘤）诊断标准：

具有多发性骨髓瘤的一些迹象，例如以下任一种：血浆细胞在骨髓中的浓度为 10%～60%，在血液中高水平的单克隆免疫球蛋白（M 蛋白），尿液中的高水平轻链（也称为本周蛋白）。但他们有正常的血细胞计数，正常的钙水平，正常的肾功能，没有骨或器官损伤，没有淀粉样变性的迹象。冒烟性骨髓瘤通常不需要立即治疗。

## 多发性骨髓瘤骨髓检查需要检查哪些项目？

多发性骨髓瘤的患者在其骨髓中具有太多的浆细胞。用于检查骨髓的程序称为骨髓活检和抽吸。这对于进行骨髓瘤的诊断是重要的。骨髓抽吸和活检通常同时进行以检查骨髓。骨髓既有固体部分又有液体部分。骨髓抽吸用针抽取流体的样品。骨髓活检是使用针抽取少量固体组织，然后病理学家（专门解释实验室检查和评估细胞、组织和器官以诊断疾病的医生）分析样品。医生将在显微镜下观察骨髓组织，以观察细胞的外观，大小和形状，细胞如何排列以及确定骨髓中是否存在骨髓瘤细胞及其数目和比例。吸出物还可以用于其他检查，包括免疫组织化学、流式细胞术和染色体分析，包括核型和荧光原位杂交（也称为 FISH）。通过 FISH 检查骨髓瘤中的基因以确定骨髓瘤是标准的还是高风险的，可以分析骨髓瘤细胞以了解他们的染色体异常，还可以测量骨髓瘤细胞分裂的速率。

## ◉ 多发性骨髓瘤常说的十三张 X 光片是指哪些？

多发性骨髓瘤患者骨骼病变常发生在脊柱、骨盆或肋骨，X 光片可发现典型的改变。常说的十三张 X 光片是指以下部位的检查：头颅、脊柱（颈、胸、腰椎）、骨盆、肱骨、股骨。由于 MRI 及 PET-CT 的应用，目前已很少进行以上检查。

## ◉ 多发性骨髓瘤需要做 PET/CT、CT、MRI 检查吗？

影像学检查可以发现与多发性骨髓瘤相关的病变，包括 X 射线，MRI，CT 或 PET-CT。CT 扫描显示发生在软组织的任何异常或肿瘤的详细剖面图。PET-CT 扫描可以显示肿物有无活性。MRI 可以显示正常骨髓是否已被骨髓瘤细胞或浆细胞瘤替代，特别是在颅骨，脊柱和骨盆中。详细图像还可以显示脊柱或压迫神经根的肿瘤的压缩性骨折。MRI 还可用于测量肿瘤的大小。

# 浆细胞肿瘤的规范化治疗

确诊浆细胞疾病后，一定要到正规医院治疗，包括肿瘤医院以及大型医院的肿瘤科、血液科等，多数患者经过规范化治疗后，病情缓解，因此，要有挑战并战胜疾病的信心。

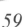

## ◎ 多发性骨髓瘤需要立即治疗吗？

无症状骨髓瘤的患者暂不需要立即治疗，而是"密切随访"（也称为观察），大约每 3 个月访问医生和（或）检查。也可根据患者愿意进行综合考虑或进入临床试验。对有骨病（溶骨性损伤，骨质疏松症或骨质减少）的患者可以给予双磷酸盐治疗。一旦疾病进展到有症状（CRAB 表现）的骨髓瘤就开始针对骨髓瘤的治疗。可采用包括 PET-CT 和 MRI 在内的敏感影像学检查来随访这类患者，即在终末器官受损前开始治疗。

## ◎ 什么叫多发性骨髓瘤的分层治疗？

依据预后危险程度对多发性骨髓瘤选择不同的方案治疗叫分层治疗。

多发性骨髓瘤是一组疾病，不同病人有不同的疾病过程。遗传学背景（遗传学异常的背景）对预后判断价值最大，通常经 FISH 检测将多发性骨髓瘤分成三大部分：低危、中危、高危。其中低危、高危各占约 1/5，其余 3/5 为中危患者。

低危患者治疗后中位生存期可以在 10 年以上，而中危患者治疗后生存期约在 5 ~ 7 年。高危患者常有 P53 突变或者 17p 缺失等复杂遗传学的问题，常规治疗后生存期只有两年左右。因此,依据预后分层采用不同的治疗方法。如低危患者可以采用传统化疗如细胞毒药物和(或)免疫调节剂治疗。中危患者首选新药(如硼替佐米)加自体造血干细胞移植。为提高疗效和生存期,高危患者可采用更强烈的治疗方案加异基因造血干细胞移植等。

## ◉ 化疗是多发性骨髓瘤的主要方法吗?

化疗是多发性骨髓瘤的主要治疗方法。化疗通过药物来破坏骨髓瘤细胞(通常通过阻止骨髓瘤细胞生长和分裂的能力)。化疗药物可以通过手臂的静脉输入或以药片形式服用。在干细胞移植之前使用高剂量的化疗药物。已经成功用于治疗骨髓瘤的化疗药物包括环磷酰胺、多柔比星、美法仑、依托泊苷等。通常,一次使用多于1种药物。还可以推荐将化疗与其他类型的治疗(包括靶向治疗或类固醇)组合。

## ◉ 骨孤立性浆细胞瘤患者单独手术可以根治吗?

孤立性浆细胞瘤是另一种类型的异常浆细胞生长方式。不同于多发性骨髓瘤中不同位置的许多肿瘤,这类疾病仅有一个肿瘤,因此称为孤立性浆细胞瘤。通常需要 PET-CT 检查除外有无其他部位病变。最常见的孤立性浆细胞瘤在骨中发展,它可以被称为孤立的骨浆细胞瘤(骨孤立性浆细胞瘤),最常用局部放疗。有时手术可用于单个髓外浆细胞瘤(从其他组织开始的浆细胞瘤)的治疗。

由于大部分此类患者会发展成多发性骨髓瘤,因此应进行随访和监测检查(包括 M 蛋白、血常规、血清钙、免疫球蛋白、$\beta_2$ 微球蛋白及白蛋白等），当有临床表现时，建议进行骨髓穿刺活检，以及 MRI 和（或）CT 和（或）PET/CT 检查，若发展为多发性骨髓瘤需给予全身治疗。

## ◎ 初发多发性骨髓瘤的主要治疗方法和原则？

初发多发性骨髓瘤的整体治疗策略包括以下几部分：诱导治疗、大剂量化疗联合自体造血干细胞移植 (ASCT) 及巩固、维持（持续）治疗。治疗计划中不同的阶段的治疗目的不同：例如诱导治疗可快速控制骨髓瘤和帮助缓解症状，而长期维持治疗可以预防骨髓瘤复发。

主要治疗方法通常包括药物治疗，例如靶向治疗和（或）化疗。注意干细胞毒性药物（如亚硝基脲类药物或烷化剂）可影响干细胞储备，因此有意愿行干细胞移植（SCT）的患者应避免采用含有这些药物的方案（如马法兰）。因此，晚期 MM 患者首先应判断是否适合采用大剂量治疗及移植（一般根据年龄及并发症来确定），但是高龄（>70 岁）及肾功能不全并非移植的绝对禁忌。

症状性骨髓瘤患者的治疗除了上述针对疾病的治疗，还包括支持性治疗以改善生活质量（如通过缓解症状和保持良好的营养）。在特定情况下使用其他类型的治疗，例如放射治疗和手术。

总之，对初治多发性骨髓瘤患者应结合临床、危险因素、免疫性标记等因素进行分层治疗。

## ◎ 什么是多发性骨髓瘤的维持治疗？

在初始治疗后，通常给予维持治疗使疾病缓解更长时间。维持治疗包括以下几种：化疗、生物治疗与干扰素、皮质类固醇治疗、沙利度胺或来那度胺治疗和靶向治疗等。

## ◉ 什么叫复发难治的多发性骨髓瘤？

复发性骨髓瘤是指治好了的骨髓瘤患者又出现骨髓瘤细胞生长的现象。难治性骨髓瘤是指对现有治疗无反应或在前次治疗结束后 60 天内出现疾病进展的患者。

## ◉ 复发难治的多发性骨髓瘤怎么办？

如果骨髓瘤复发，需要检查重新分析你的病情，然后医生会讨论你的治疗方案。多种不同的治疗方案可用于复发的多发性骨髓瘤的治疗。例如靶向治疗和化学治疗，但是它们可以以不同的组合使用或以不同的步调使用。如果患者在初始主要治疗结束后 6 个月以上发生复发，可重新采用相同的主要方案。临床试验成为一个重要的选择。

难治性骨髓瘤的治疗可以包括以下内容：疾病稳定的患者可以观察等待。对于肿瘤在治疗期间持续生长的患者，换用未用过的方案治疗。符合条件的患者有机会可参加一些临床试验新疗法。

对于复发难治性骨髓瘤，姑息治疗对于缓解症状和副作用也很重要。

## ◉ 多发性骨髓瘤的分子靶向治疗是指哪些？

靶向治疗是靶向骨髓瘤细胞的特定基因、蛋白质或有助于骨髓瘤生长和存活的组织环境的治疗。这种类型的治疗可以阻止骨髓瘤细胞的生长和扩散，同时限制对健康细胞的损伤。靶向治疗在控制骨髓瘤和改善预后方面越来越成功。目前用于多发性骨髓瘤的分子靶向治疗药物有以下几种：

来那度胺和沙利度胺是阻止骨髓中骨髓瘤细胞生长的药物，可促进免疫细胞攻击骨髓瘤细胞，还通过阻断新血管的形成使骨髓瘤细胞饥饿。

硼替佐米、卡非佐米和伊泽佐米属于蛋白酶体抑制剂，靶点是蛋白酶体（消化细胞中蛋白质的特异性酶）。因为骨髓瘤细胞产生大量蛋白质，它们特别容易受到这类药物的影响。

帕比司他是组蛋白去乙酰化酶（HDAC）的抑制剂。HDACs 有助于保持 DNA 紧密缠绕，而帕比司他有助于解开 DNA 和激活可以使骨髓瘤细胞生长停止或减缓的基因。

埃罗妥珠单抗和 Daratumumab（人源化 CD38 单抗）是结合骨髓瘤细胞并将其标记以供患者自身免疫系统去除的单克隆抗体。

◎ 干细胞移植在多发性骨髓瘤中的应用有哪些？

干细胞移植是指含有骨髓瘤细胞的骨髓被高度特化的造血干细胞所替代的医学过程，替代后，造血干细胞在骨髓中发育成健康的红细胞，白细胞和血小板。造血干细胞是在血流和骨髓中发现的血液形成细胞。今天，这种手术通常被称为干细胞移植，而不是骨髓移植，因为它通常是被移植的血液中的干细胞，而不是实际的骨髓组织。

有两种类型的干细胞移植，取决于替代造血干细胞的来源：同种异体干细胞移植（使用他人捐赠的干细胞）和自体干细胞移植（使用患者自己的干细胞）。对于多发性骨髓瘤，后者更常用。在这两种类型中，目标是使用高剂量的化疗（通常是美法仑）破坏骨髓、血液和身体的其他部分中的所有骨髓瘤细胞，然后允许替代造血干细胞产生健康的骨髓。

在推荐移植之前，医生会与患者讨论这种治疗的风险，并考虑其他几个因素，例如骨髓瘤类型，之前治疗的结果，患者的年龄和一般健康状况。

## ◎ 放疗可用于多发性骨髓瘤的治疗吗？

放射治疗是使用高能 X 射线来损伤骨髓瘤细胞并停止其生长，放射治疗可用于在特定区域快速收缩骨髓瘤细胞，例如当化疗无效或为了控制疼痛时，医生可推荐对骨痛患者进行放射治疗。对某些即将发生病理性骨折，或即将发生脊髓压迫时也可采用小剂量放疗 (10~30Gy) 作为姑息性治疗。但在许多情况下，疼痛（特别是背痛）是由于骨骼的结构损伤所致，放射治疗对这种类型的疼痛帮助不大。应只对受累野进行放疗，以免影响干细胞采集或影响潜在的后续治疗。对于计划大剂量治疗和自体造血干细胞移植的患者，所采用放疗剂量不应影响干细胞收集。

## ◎ 多发性骨髓瘤骨病疼痛怎么处理？

约 4/5 多发性骨髓瘤患者在病程中会发生骨病（如骨质疏松、骨破坏及病理性骨折等），临床多表现为骨痛（常发生于腰骶部、胸背部）。处理这类疼痛的方式有以下几种：靶向化疗、放射治疗、止痛药物及双磷酸盐治疗。经上述治疗不能缓解的脊柱压缩性骨折所致的疼痛可考虑手术（如椎体成形术等），手术可以用于减轻脊柱或其他器官上的浆细胞瘤的压力，但有的手术也存在一定的风险。

镇痛药包括对乙酰氨基酚（泰诺）、阿片类药物等。应避免使用对肾功有影响的药物（如非甾体抗炎药）。

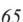

## 多发性骨髓瘤出现肾功能不全怎么办？

肾功能不全是多发性骨髓瘤最常见和最严重的并发症之一，骨髓瘤合并肾功能不全的原因有多种（如轻链蛋白、高钙、高尿酸、感染、肾脏淀粉样变及肿瘤浸润等）。这类患者的治疗首先应避免各种导致肾脏损害的因素，例如应持续进行补液，防止高尿酸血症。采用血浆置换术可减少 M 蛋白、轻链蛋白及高黏滞血对肾脏的损害。避免感染，并避免使用静脉注射造影剂、非甾体抗炎药 (NSAID)、损害肾功的抗菌药物及某些降压药（如血管紧张素转换酶抑制剂）等。必要时透析治疗（如急性肾功能衰竭、合并急性心衰及严重高钙血症）等。

其次采用肾毒性小且见效快的方案治疗。首先推荐硼替佐米，其经过肾脏清除，故可用于肾功能不全的患者。还可采用长春新碱、阿霉素等不增加肾毒性的药物。如果要用其他经肾脏清除的药物（如来那度胺等）需要减量，且用于肾功未严重损害的患者。

## 多发性骨髓瘤贫血怎么办？

贫血可以用补充铁剂，药物或输血治疗。

维生素或矿物质补充剂。如果缺乏营养物质导致贫血，医生会给予补充剂，包括铁、叶酸或维生素 $B_{12}$，这些补充剂通常是口服片。必要时还需要接受维生素 $B_{12}$ 注射，这将有助于维生素的吸收。

促红细胞生成素治疗，尤其用于伴肾功能衰竭患者。这些药物促进骨髓制造更多的红细胞。

输血：如果贫血严重，导致头昏，乏力等症状，也许需要输注红细胞悬液改善贫血症状。

## ◎ 乙肝患者合并多发性骨髓瘤，治疗期间需要注意哪些？

治疗多发性骨髓瘤的药物有的会引起肝功能损害，乙肝患者合并多发性骨髓瘤治疗时会加重肝功能的损害，有时会引起乙肝病毒激活，严重时可导致爆发性肝炎而危及生命。所以这类患者在治疗期间应检测乙肝病毒复制情况，并服用抗病毒的药物。医生会尽量选择对乙肝影响小的方案治疗肿瘤，避免引起肝炎暴发。

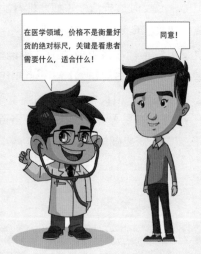

在医学领域，价格不是衡量好货的绝对标尺，关键是看患者需要什么，适合什么！

同意！

# 浆细胞肿瘤的康复管理

浆细胞肿瘤经过规范化治疗后，还要进行康复管理，一方面医生要随访治疗效果，了解病情控制情况，另一方面是在医护人员指导下恢复健康，生活的更好！

## ◎ 多发性骨髓瘤怎么护理？

充分了解多发性骨髓瘤的相关知识可以帮助你参与决定治疗和护理。向医生咨询治疗选择及其副作用。多发性骨髓瘤临床症状多样，治疗方式多种，毒副作用表现不一，所以应针对不同情况进行护理。

一般护理包括：建议锻炼保持骨强度，减少钙的损失，预防疲劳。多喝水。食物以高热量和蛋白质饮食为主。润肤/保湿霜可以减轻身体的一些副作用，如周围神经病。设定合理的目标，例如治疗期间继续工作可以帮助你维持正常状态。放松心情，乐观开朗，树立战胜疾病的信心。

## ◎ 多发性骨髓瘤患者随访需要复查哪些项目？

随访包括定期身体检查和医学检查。医生应跟踪患者在未来的几个月和几年的恢复情况。随访的一个目标是检查复发。随着时间的推移有的骨髓瘤会复发，因为这种癌症的小部分仍然未被检测到并且对治疗有抵抗性。反过来，这些细胞会增加数量，直到它们被检查出来或导致体征或症状。

在随访期间，每1~3个月进行一次血液检查，定期影像学和骨髓评估。血液检查包括血常规、血清钙、免疫球蛋白＋轻链、肾功能、$\beta_2$微球蛋白及白蛋白等，影像学检查包括 X 线、CT、MRI 或 PET-CT。骨髓评估指骨髓穿刺＋活检，包括骨髓的免疫组化和（或）骨髓流式细胞术。

## ◎ 多发性骨髓瘤怎么预防骨折?

多发性骨髓瘤患者年龄较大，且多有骨质病变或广泛骨质疏松，容易发生病理性骨折，导致疼痛，重要部位（如脊柱、骨盆、股骨颈等）骨折容易发生并发症（如压疮、深静脉血栓形成、肺部感染等），严重时危及生命，所以预防骨折非常重要。

骨髓瘤患者需要防止摔倒和从床上跌落下来，应加强陪护，协助上厕所、穿衣等，穿防滑鞋，保持地面干燥，防止与小孩冲撞。居住的环境应整洁，不应有障碍物。骨髓瘤患者需要卧硬板床，可以保持生理弯曲，减轻体重对骨骼的压力。起床或平躺时注意动作缓慢，避免突然间改变体位。可进行适当体育锻炼（如散步等），避免剧烈运动（如打球、跑步等）及负重（手提或拉重物、肩担或背重物等），不可搂抱婴幼儿。骨髓瘤患者恢复时可使用助行器帮助行走，逐步增加活动量。

## ◎ 多发性骨髓瘤贫血患者怎样食补?

多发性骨髓瘤贫血的患者建议多吃含铁或叶酸丰富的食物。含铁丰富的食物包括：红肉、豆类（豆类）、杏干、杏仁、西蓝花、面包和谷物等。含叶酸丰富的食物包括：芦笋、西蓝花、菠菜、面包和谷物等。

# 3

# 白血病

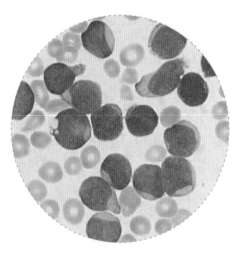

急性淋巴细胞性白血病的骨髓涂片

白血病是发生在血液形成组织（包括骨髓和淋巴系统）的恶性肿瘤，白血病通常涉及白细胞。白细胞是有效的抗感染战士，身体需要他们的时候他们通常会有序地生长和分裂。但是在有白血病的人中，骨髓产生异常的白细胞，其不能正常地起作用，而且会抑制正常血细胞生长，导致严重的出血和感染。两种类型的白血病涉及白细胞的过度产生。淋巴细胞性白血病涉及淋巴细胞的过度产生；髓性白血病涉及称为粒细胞的白细胞的过度产生。

69

# 认识和预防白血病

白血病是一种恶性血液系统疾病，可见于任何
年龄的儿童，从新生儿到老年人，都可以罹患
白血病。

## ◎ 日常生活中有哪些因素会增加白血病发病的风险？

日常生活中会增加发展某些类型白血病风险的因素包括：

● **暴露于某些化学品**：例如苯、某些清洁产品、洗涤剂和脱漆剂，与某些种类的白血病的风险增加有关。苯是用于炼油厂和其他行业的溶剂，可存在于香烟烟雾中。

● **吸烟**：吸烟增加急性髓性白血病的风险。

● **暴露于高剂量的辐射**：如原子弹爆炸中的长期幸存者发展为白血病的机率大，出生前 X 射线的照射也容易导致白血病发生。

## ◎ 哪些生活方式有助于预防白血病发生呢？

对于大多数人来说，白血病的原因是未知的。没有办法阻止它，但可以通过一些方式降低风险。以下生活方式有助于预防白血病：

● 戒烟；

● 避免接触化学品，做好职业防护和监测工作；

● 避免接触过多的 X 射线等有害放射线，做好

个人防护，孕妇和婴幼儿避免接触放射线。

● 慎用药物，在用药期间注意监测血常规。

● 某些白血病常见于儿童，因此孕妇尤其避免容易诱发白血病的有害物质，房屋装修应使用环保材料，使用最少的装修材料，同时避免汽车内的有害物质。

● 另外合理膳食、锻炼身体、健康作息等生活方式可提高自身免疫力从而减少疾病发生。

## ◎ 引起白血病的病因包括哪些？

白血病的病因目前尚不清楚，但以下因素与该病密切相关：

● 衰老：某些白血病常发生在老年患者。

● 染色体异常：如大部分慢性淋巴细胞白血病患者常出现染色体异常。

● 以前的癌症治疗：接受某些类型的化疗和放射治疗（暴露于高水平的辐射）的其他癌症的人容易发生白血病，例如依托泊苷和被称为烷化剂的药物（氮芥、甲基苄肼和苯丁酸氮芥等）。

● 白血病家族史：家族中有人罹患白血病。

● 遗传疾病：某些遗传疾病与白血病的风险增加有关。例如唐氏综合征、共济失调毛细血管扩张及家族性血小板紊乱综合征等。

● 某些血液病：包括真性红细胞增多症、原发性血小板增多症和骨髓增生异常。

● 由器官移植引起的弱免疫系统。

● 此外日常生活中暴露于有害物质（如化学物质、辐射及香烟等）也容易患白血病。

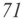

# 白血病的早期症状

很多患者在出现白血病时，身体出现的一些症状容易误认为是其他疾病，常常导致初期的误诊，因此，要普及白血病科普知识，尽早发现，尽早诊断，尽早治疗。

## ◉ 白血病有什么症状？

许多类型的白血病在早期阶段没有明显的症状，早期有时出现像由流感或其他常见疾病引起的那些症状，如发热、呼吸急促、疲劳及食欲不振等。

随着疾病进展，可以出现以下任何一种症状：

● 贫血和相关症状，如疲劳、苍白和一般的疾病不适感觉；

● 容易出现瘀伤或有出血的倾向，包括牙龈或鼻子出血，或粪便或尿液中的血液，女性可以表现为经期延长或月经量增多；

● 容易发生喉咙痛或支气管肺炎等感染，常伴有头痛，低度发烧，口腔溃烂或皮疹；

● 食欲下降和体重减轻；

● 非常高的白血细胞计数可以导致因视网膜出血而发生视觉问题、耳鸣（振铃耳鸣）、精神状态改变、长时间的勃起（阴茎异常勃起）和中风。

根据白血病细胞存在的地方（如淋巴结、肝、脾、脑和脊髓及睾丸），可以出现相应症状：骨或关节疼痛；左上腹不适（由肿胀的脾引起）；腹胀（由肿胀的肝引起）；皮肤肿块；牙龈肿胀疼痛；头痛、呕吐、抽搐等。淋巴结肿大，通常在咽喉、颈部、腹股沟、腋下或锁骨上方（罕见）。如果患者遇到上述任何症状而不能轻易解释时需要检查血常规。

## ◎ 为什么白血病患者会出现乏力、易感染、出血？

血液有三种类型的细胞：抵抗感染的白细胞，携带氧的红细胞和帮助血液凝固的血小板。

每天，在骨髓中产生数十亿个新血细胞，其中大多数是红细胞。但是当患有白血病时，身体会产生更多的白细胞。这些白血病细胞不能像正常白细胞那样抵抗感染。白血病细胞可以在骨髓和血液中积累，所以健康的白细胞、红细胞和血小板具有较小的空间。最终，没有足够的红细胞供应氧气，足够的血小板凝结血液，或足够的正常白细胞来抵抗感染。当发生这种情况时会出现乏力、易感染、出血。

## ◎ 白血病发病都很急吗？

某些白血病发病缓慢，如在一些患有慢性淋巴细胞白血病的人中，疾病生长和进展缓慢。这意味着需要几年才会出现症状或需要治疗。

事实上，一些患者也许永远不需要治疗他们的慢性淋巴细胞白血病。在其他患者中，疾病生长更快，需要更快的治疗。

另一种慢性白血病（慢性髓性白血病）有时也不会引起任何症状。有时会出现如下症状：疲劳、消瘦、夜间出汗、发热、疼痛或左上腹不适（由肿胀的脾引起）。

# 白血病的早期诊断

一旦医生怀疑你的症状是白血病，要安排你完成很多检查，这些检查一方面是确定所患白血病的具体类型，另一方面是进行全面检查，评估病情，便于治疗方案的确立。

## ◎ 白血病的诊断方法包括什么？

白血病的诊断包括形态学、细胞遗传学、分子生物学、影像学等方面，遗传和分子检测的结果可以确定疾病进展的速度，对白血病进一步分型，并将帮助患者决定选择什么治疗方式，即可以指导个体化治疗和判断预后。

## ◎ 白血病的形态学检查有哪些内容和临床意义？

### ● 血液测试

全血细胞计数（血常规）可以明确白细胞的数目，并且在显微镜下观察它们是否看起来异常（如是否存在淋巴母细胞或其他异常细胞）。

应用血液样品进行的特殊测试（流式细胞术或免疫表型分析和细胞化学）有时用于区分不同类型的白血病，并确定确切亚型。

血液测试也可以用于收集白血病细胞以用于测试特定遗传标记，这些标记可用于预测疾病恶化的风险（参见下文的基因组和分子测试）。

### ● 外周血涂片

检查血液样品的异常细胞、白细胞的数量和种类、血小板数量和血细胞形状的变化。

● **骨髓穿刺和活检**

如果血液测试显示白细胞的数量或外观有异常，将进行骨髓抽吸和活组织检查。通过将空心针插入髋骨或胸骨中来获取骨髓、血液和小块骨。病理学家在显微镜下寻找骨髓、血液和骨中白血病细胞。骨髓样品用于寻找白血病，也可以进行分子检测和免疫表型分析。

● **腰椎穿刺**（脊椎穿刺）

使用针头采集脑脊液（CSF）的样本来观察脑脊液的组成并且在显微镜下发现它是否包含白血病细胞。CSF是围绕脑和脊髓流动的流体。

## ◎ 白血病的基因组和分子测试有哪些内容和临床意义？

医生会建议检查白血病细胞的特定基因、蛋白质、染色体变化和白血病特有的其他因素。例如称为细胞遗传学的染色体研究用于发现急性髓性白血病原始细胞中的遗传变化。

此外，已经发现急性髓性白血病细胞中的几种特定遗传突变可以帮助确定个体的预后或恢复的机会。将有助于决定患者选择不同的治疗方式。分子测试可以寻找异常白细胞内的DNA的变化。某些DNA变化可以决定预后以及推荐治疗方案。

● **免疫表型**

白血病细胞在细胞外具有独特的标记物，称为细胞表面蛋白，依据细胞表面上的抗原或标记物的类型来鉴定细胞，可以用于判断白血病的亚型，是确认白血病的最重要的检查。

这些标记的模式称为免疫表型，常用方法包括流式细胞术和细胞化学，都可以从血液样品进行。将化学物质或染料测试组织样品中的细胞，以寻找样品中的某些变化。化学品可以导致一种类型的白血病细胞的颜色变化，但不会导致另一种类型的白血病细胞的颜色变化。

● 核型分析或细胞遗传学分析

用于检查细胞的染色体，包含基因的长片段DNA 的测试。所有染色体从 1 到 22 编号。性染色体称为"X"或"Y"。字母"p"和"q"是指染色体的"臂"或特定区域。例如患有急性淋巴细胞性白血病的患者具有特定的染色体变化，包括某些染色体的添加或丢失，以及易位，这意味着 1 个染色体的部分已经移动到另一个染色体。在显微镜下可观察血液或骨髓样品中的细胞以查找染色体的某些变化（数量、大小、形状和排列）。

● 分子测试

太小而不能用显微镜观察到并且不能用细胞遗传学试验发现的基因中的突变可以使用称为分子测定法的试验发现。慢性淋巴细胞白血病患者的肿瘤细胞分裂非常缓慢，所以采用其他检查，例如荧光原位杂交（FISH）、聚合酶链反应（PCR），来发现特定遗传突变或变化。

● 荧光原位杂交（FISH）

该技术是用于检测 BCR-ABL 基因并在治疗期间监测疾病的检查。该检查不需要分裂细胞，并且可以使用血液样品或骨髓细胞。这个检查比识别费城染色体的标准细胞遗传学检查更灵敏地找到慢性髓性白血病。

- **聚合酶链反应（PCR）**

该技术是一种可以发现 BCR-ABL 融合基因和其他分子异常的 DNA 检查。PCR 也可用于监测治疗效果。这个检查相当敏感，可以在约 100 万健康细胞中找到 1 个异常细胞。该检查可以使用血液样品或骨髓细胞。

- **反转录聚合酶链反应试验（RT-PCR）**

使用化学品研究组织样品中的细胞以寻找基因的结构或功能的某些变化。该检查用于诊断某些类型的白血病，包括急性早幼粒细胞白血病（APL）。

## 白血病的影像学检查有哪些内容？

包括 X 线、计算机断层扫描（CT）、磁共振成像（MRI）及超声等。可显示身体内部的图片以确定白血病是否影响身体的其他部位，可用于更多地了解症状的原因或帮助诊断某些患者的感染。例如，CT 扫描或超声检查有时用于观察和测量脾脏的大小。以下是常用的影像学检查方法：

X 射线可以显示白血病是否在胸部的淋巴结中生长。

计算机断层扫描（CT）可以检测淋巴结、心脏、气管、肺、腹部和骨盆。CT 扫描也可以用于测量淋巴结的大小。

磁共振成像（MRI）使用磁场（而不是 X 射线）产生身体的详细图像。

超声使用高频声波来创建身体内部的图片。

## 通过血常规就能诊断白血病吗？

全血细胞计数（血常规）可以明确白细胞的数

77

目，并且在显微镜下观察它们是否看起来异常（如是否存在淋巴母细胞或其他异常细胞）。某些白血病如慢性淋巴细胞白血病的肿瘤细胞容易在血液中发现。慢性髓性白血病患者白细胞数目增加，但白细胞水平也可能不是由白血病的病症引起，而当病情进展时，也可以存在红细胞下降以及血小板数量的升高或降低。因此不能凭血常规诊断白血病，还需要骨髓检查、细胞遗传学及分子生物学方面的检查进行诊断分型，以更好地实现个体化治疗。

## ◎ 怎么检测白血病肿瘤细胞？

白血病肿瘤细胞可以出现在外周血、骨髓、脑脊液及淋巴结等部位。例如慢性淋巴细胞白血病的肿瘤细胞容易在血液中发现，急性髓性白血病患者的脑脊液中可以出现白血病细胞。通常通过检查上述部位可发现肿瘤细胞，具体检查方法包括血常规、骨髓穿刺和活检等。

## ◎ 诊断白血病都需要做骨髓检查吗？

骨髓检查指医生将空心针插入髋骨或胸骨中来获取骨髓、血液和小块骨，病理学家在显微镜下寻找骨髓、血液和骨中白血病细胞。骨髓样品不仅可用于寻找白血病，也可以进行分子检测和免疫表型分析。这些结果有助于确定预后，还可以帮助判断其他血细胞计数异常的原因。

## ◎ 除了骨髓检查白血病患者还需要做什么检查？

除了骨髓检查白血病患者还需要做细胞遗传学、

分子生物学方面的检查进行诊断分型。此外，还需要进行相关检查（心脏彩超、肺功能等）了解一般情况（如重要脏器功能），以更好地实现个体化治疗。

## 怎么样区分急性白血病和慢性白血病？

根据病情发展快慢和白血病细胞的成熟程度可以区分急性或慢性白血病。例如，急性白血病可以迅速蔓延到血液和身体的其他部分（如淋巴结、肝、脾、脑和脊髓及睾丸），如果不及时治疗可以迅速死亡。而一些慢性淋巴细胞白血病生长缓慢，有时需要几年才会出现症状或需要治疗，一些患者甚至永远不需要治疗。急性白血病来源于未成熟的血细胞，而慢性白血病来源于成熟白细胞。

## 白血病患者需要做 PET-CT 检查吗？

白血病细胞可以出现在外周血、骨髓、脑脊液、淋巴结、脾脏等全身多个部位，故白血病患者做PET-CT 检查可以了解肿瘤侵犯的范围和部位，并帮助判断对治疗的反应。

## 怎么尽早发现白血病？

目前没有广泛推荐的筛选检查方法以早期发现白血病（筛查是检测没有任何症状的人的癌症）。但是，在某些情况下白血病可以早期发现。早期发现白血病最好的方式是关注白血病症状和体征。如果患者正经历任何上述症状或其他体征，应该到医院就诊。

# 白血病的规范化治疗（Ⅰ）

确诊白血病后，要尽早到正规医院进行规范化治疗。目前白血病的治疗方法很多，甚至能够达到治愈的目的，要有挑战疾病和战胜疾病的信心。

## ◉ 白血病主要治疗方式是什么？

白血病主要包括化疗、放射治疗、干细胞移植、靶向治疗、免疫治疗、手术等。

### ● 化疗

使用抗癌药物杀死白血病细胞。一般几种药物一起使用。

### ● 放射治疗

使用高能辐射杀死癌细胞。用于治疗脑，骨或睾丸中的白血病；在干细胞移植之前；使肿大淋巴结缩小，如治疗压在气管上的肿瘤；减轻脾脏或其他器官引起的疼痛。

### ● 干细胞移植

将正常造血干细胞输注到患者体内，重建患者的造血功能和免疫功能，破坏骨髓、血液和身体其他部位的癌细胞。移植类型根据造血干细胞的来源可分为骨髓移植、外周血干细胞移植及脐带血移植。干细胞移植有时又称骨髓移植，因为骨髓是造血干细胞的来源。

### ● 靶向治疗

靶向癌细胞特定部分并倾向于用比化疗具有更少严重副作用的药物。例如酪氨酸激酶抑制剂

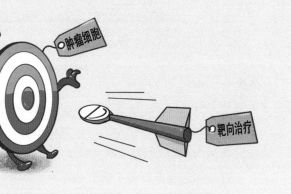

（TKI）：伊马替尼，达沙替尼，尼洛替尼，博舒替尼和普纳替尼。这些药物可以阻止 BCR-ABL 酪氨酸激酶工作，导致白血病细胞快速死亡。可治疗慢性髓性白血病，目前建议患者在整个生命中服用这些药物，以防止复发。

● **免疫治疗**

使用由身体或在实验室中制造的材料来改善、靶向或恢复免疫系统功能，也称为生物治疗，旨在提高身体的天然防御，以对抗癌症。例如干扰素是一种免疫治疗。它可以减少白细胞的数量，有时减少具有费城染色体的细胞的数量。干扰素在怀孕期间可安全使用。在伊马替尼出现之前，干扰素是慢性期慢性髓性白血病的主要治疗药物。目前干扰素不再推荐作为一线治疗。

● **手术**

如果化疗或放疗脾脏不减小，建议手术切除。

## 白血病可以手术治疗吗？

因为白血病细胞存在于整个血液中，所以通常不采用手术治疗。部分慢性淋巴细胞白血病患者出现脾大，如果化疗或放射不能缩小脾脏肿大，可以推荐手术切除脾，称为脾切除术。

## ◎ 白血病可以放疗吗？

部分白血病患者需要接受放射治疗。白血病放疗通常见于以下情况：干细胞移植前放疗；特殊部位的白血病（如脑、骨或睾丸）；脾脏肿大；对症治疗，如通过放疗缩小肿瘤从而减轻气管压迫症状或缓解器官肿大引起的疼痛。

## ◎ 白血病都需要化疗吗？

绝大多数白血病需要化疗。但对于某些早期慢性淋巴细胞白血病不需要治疗。但需要密切监测患者的状况，直到体征或症状出现或改变。这是用于早期疾病且无症状的患者的标准方法。在此期间，治疗由疾病引起的问题，例如感染。

一些患者多年甚至几十年不会出现症状，并将永远不需要任何治疗。在几个月或几年内没有血细胞计数改变的患者只需要每3至6个月检查一次。这些患者需要改善整体健康，包括停止吸烟和免疫接种。但不应该接受带状疱疹（带状）疫苗，因为它会导致免疫系统降低的患者的带状疱疹感染。

一旦血细胞恶化和发生症状要开始积极治疗。这些症状包括疲劳增加、盗汗、淋巴结肿大或血液中的淋巴细胞数量迅速增加、红细胞数量减少、血小板计数降低等。慢性淋巴细胞白血病患者可以与医生谈谈他们的症状是否需要治疗，平衡治疗的好处和副作用。

## 白血病患者化疗会有哪些不良反应？

白血病本身和治疗都可导致许多问题，例如出血、体重减轻和感染。由于化疗也杀死正常细胞，例如头发、口腔、肠和骨髓。接受化疗的患者有的会失去头发，发展为口腔溃疡，恶心和呕吐。化疗可以通过减少嗜中性粒细胞的数量来降低身体的抗感染性，由于血小板数目的减少和其他血液凝固问题，导致增加的瘀伤和出血，并且通过降低红细胞数量引起疲劳。化疗有时会影响患者的生育能力，或未来有生育能力。

## 白血病化疗费用很高吗？

白血病化疗药物本身费用不太高，一个疗程费用几千到几万，但白血病治疗周期长，并发症多，如果需要输血、抗感染、营养等费用将会增多。

## 白血病化疗期间需要注意什么？

化疗可产生一些副作用，为减轻副作用可采取以下措施：首先清淡饮食减轻胃肠道刺激，同时加强营养，如进食蛋白质丰富的食品。注意保持大便通畅，保持局部清洁。其次，化疗后抵抗力下降，应尽量避免到人多的地方，避免接触感染的病人，同时注意保持个人卫生，如勤洗手、多漱口等，减少感染机会。此外。化疗期间多饮水可增加尿量，减少药物对膀胱的刺激。最后，化疗的患者要注意休息，避免疲劳。

## ◎ 白血病患者化疗期间需要输血么？

有的白血病患者因疾病本身会发生贫血、白细胞减少及血小板减少，化疗可使血细胞下降程度进一步加重有时甚至出现并发症。例如重度贫血会发生严重乏力、气短，甚至心力衰竭；白细胞减少易发生各种感染；血小板减少可导致多部位出血，严重者可发生颅内出血而死亡。这时，输血治疗十分重要。例如输注红细胞可纠正或改善贫血，输注血小板可预防及治疗出血性并发症。有的患者出血是因为凝血因子（参与血液凝固的蛋白质）下降，这时需要输注冷沉淀凝血因子。

## ◎ 白血病化疗期间除了输血还有哪些重要支持治疗？

化疗会产生一定的毒副反应，支持治疗是减少治疗相关并发症和治疗成功的重要保障。除了输血外通常还需要用抗生素治疗以预防或治疗感染，一旦出现感染症状应尽早开始经验性抗生素治疗，根据细菌培养和药敏试验结果调整用药。

加强营养对化疗患者来说也是非常重要的，化疗会影响患者胃肠功能导致营养缺乏，有时会合并肺炎、肠炎等，因此必要时需进行静脉高营养。化疗会造成白血病细胞大量破坏，导致血液与尿中一种叫尿酸的物质增多，严重时引起肾功能衰竭，因此患者化疗期间应多饮水、多食新鲜水果，必要时给予静脉补液。

当血小板减少时容易发生出血，除输注射血小板外，有时需抗凝治疗。如果鼻及牙龈出血可局部止血和使用止血药。

## ◎ 白血病会一直化疗下去吗?

现代治疗技术已经可以使大部分白血病患者获
得缓解，但需要巩固治疗，维持患者的缓解状态，
还要接受维持治疗，目的是彻底清除通过普通血液
或骨髓检查未发现的白血病细胞，预防复发。维持
治疗通常持续 3 年。如果白血病细胞再次增生则需
要重新治疗以获得第二次缓解。

## ◎ 白血病可以治愈吗?

白血病治疗结束后随访 5 年没有复发通常被认
为临床治愈。例如接受规范治疗的急性早幼粒细胞
白血病患者约 85% 可以生存 5 年以上。接受靶向药
物（如格列卫）治疗的慢性髓系白血病患者有的虽
然不能治愈，但可以控制病情而不影响生命。

## ◎ 白血病不治疗会很快死亡吗?

患急性白血病时不成熟白细胞剧增，使得骨髓
无法制造健康的血细胞。由于白血病细胞的剧增和
扩散急性白血病必须立即治疗。在不治疗的情况下
患者在数月甚至数周内死亡。部分早期慢性淋巴细
胞白血病不需要治疗。一些患者多年甚至几十年不
会出现症状，并将永远不需要任何治疗。

# 白血病的规范化治疗（Ⅱ）

骨髓移植是治愈白血病的一种方法，那么什么是骨髓移植呢？骨髓移植后白血病还能复发吗？这一篇里我们主要介绍白血病的骨髓移植治疗知识。

## ◎ 白血病一定要做骨髓移植吗？

不是所有白血病患者都需要骨髓移植，骨髓移植通常用于以下患者：

- 采用标准化疗方案复发风险高的患者。
- 已经复发的患者。

这些患者通过骨髓移植能够改善其生活质量。

化疗和放射治疗通常会影响快速分裂的细胞（不仅包括白血病细胞，也包括骨髓细胞），因此非常高剂量的化疗和（或）放射治疗在杀死白血病细胞的同时也严重损伤或破坏骨髓（产生血细胞的疏松组织），导致血细胞严重减少，不能够使血细胞携带氧气、抵抗感染、并防止出血。

骨髓移植可以替代治疗破坏的干细胞，恢复骨髓产生血细胞的能力。在某些类型的白血病中，同种异体骨髓移植和外周血干细胞移植后发生的移植物抗肿瘤效应对治疗的有效性至关重要。移植物抗肿瘤效应指来自供体（移植物）的白细胞识别并攻击化疗和（或）放射治疗后残留的癌细胞。

## ◎ 骨髓移植分哪几种？

因为骨髓是造血干细胞的来源，干细胞移植有时又称骨髓移植。移植类型根据造血干细胞的来源分为以下几种：骨髓移植（使用从骨髓收集的血液干细胞），外周血干细胞移植（使用从血流收集的血液干细胞），脐带血移植（使用从新出生婴儿废弃胎盘和脐带中收集的血液干细胞）。

移植类型根据提供造血干细胞的供体可分为以下两种类型：同种异体干细胞移植（其中干细胞来自别人——可以是家庭成员，也可以是自愿捐赠细胞的陌生人或脐带血），自体干细胞移植（其中患者回收自己的细胞）。在两种类型的移植中，患者通常接受高剂量的化疗或辐射以破坏白血病细胞。最后，供体或患者自己的干细胞被解冻并给予患者，随着时间的推移，它们会生长并产生健康的血细胞。如果化疗和（或）辐射的剂量足够高以完全抑制患者的免疫系统，则该过程称为清髓性移植。如果患者接受的化疗和（或）辐射量较少，则该手术称为减少强度或非清髓性移植。

在同种异体干细胞移植中，来自健康供体的干细胞可以与患者体内残留的白血病细胞（称为"移植物抗癌"的现象）相抵触。然而，存在供体免疫细胞攻击患者健康细胞（"移植物抗宿主病"）的风险。为了降低这种风险，患者通常会使用药物来抑制其免疫系统。免疫系统减弱可导致严重感染。在自体移植中，由于使用了患者自己的干细胞，因此不存在移植物抗宿主病的风险。感染风险也较小。但由于白血病是骨髓和血液的疾病，患者的干细胞有时含有白血病细胞。可以在实验室中去除白血病细胞（清除）降低这种风险。

## 骨髓移植为什么费用很高？

骨髓移植是复杂的技术程序，移植成本很高，所以非常昂贵。

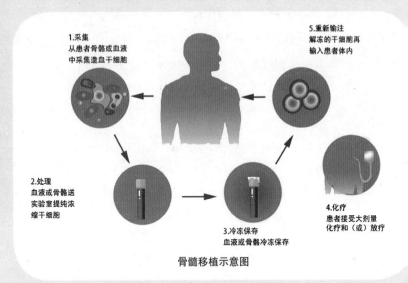

1.采集
从患者骨骼或血液中采集造血干细胞

5.重新输注
解冻的干细胞再输入患者体内

2.处理
血液或骨骼送实验室提纯浓缩干细胞

3.冷冻保存
血液或骨骼冷冻保存

4.化疗
患者接受大剂量化疗和（或）放疗

骨髓移植示意图

## ◎ 什么是骨髓移植配型？

根据红细胞的分型（红细胞表面存在的某些可遗传的抗原）将血液进行分类（如 ABO 血型），血液中还有一种相对应的物质（血型抗体）。例如 A 型血有抗 B 抗体，B 型血有抗 A 抗体，当输注了不同血型的血液时，相互对抗的抗原抗体相遇就会造成血液大量地溶解和破坏（凝聚反应）。因此输血前要进行交叉配血试验（观察献血者与受血者的血液混合后是否发生凝聚反应）。

HLA（人类白细胞抗原）是大多数细胞表面发现的蛋白质，组成一个人的组织类型，这不同于一个人的血型。每个人都有多对 HLA 抗原，从父母继承他们，反过来把他们交给孩子。当寻找干细胞移植者的供体时，医生会尝试匹配这些抗原（移植配型），即通过特殊的血液检测来鉴定供体与受体的 HLA 是否相似或相同。供体和受体 HLA 之间的适当匹配（即供体必须具有与患者类似的 HLA 组织类型）对于成功同种异体干细胞移植是必需的，有助于防止移植出现重大问题（移植排斥和移植物抗宿主病），这与输血前要进行交叉配血相似。

## 想做骨髓移植的患者怎么样选择骨髓供者？

在细胞表面具有不同的蛋白质组，称为人类白细胞相关（HLA）抗原，通过特殊的血液检测来鉴定。在大多数情况下，同种异体干细胞移植的成功部分取决于捐赠者干细胞的 HLA 抗原如何匹配这些的白血病患者的干细胞。HLA 抗原匹配数量越多，患者身体接受供体干细胞的几率就越大。通常如果供体和患者的干细胞紧密匹配，患者就不太可能发生称为移植物抗宿主病的并发症。

因为相同的双胞胎具有相同的基因，他们具有相同的一组 HLA 抗原。因此，患者的身体将接受来自同一双胞胎的移植。然而，同卵双胞胎代表少数，因此同基因移植是罕见的。一般来说，约有30%患者从家庭成员中获得一个与自己具有相同组织类型捐赠者，供体和受体的这种匹配减少了骨髓排斥的机会，并大大增加了成功移植的机会。其余70%的患者必须找到一个与骨髓相容的无关供体（一个自愿捐赠细胞，且 HLA 与自己匹配的陌生人）。

## 捐献骨髓会很痛苦吗？

捐献骨髓在手术室完成，捐助者需要全身麻醉

（给予药物使他们陷入深度睡眠，所以不会感到疼痛）。骨髓细胞从骨盆（髋）骨的后面取出，需要大约1到2个小时。在大多数情况下，捐助者可以在几个小时内或第二天早晨离开医院。

因为只有少量的骨髓被去除，捐赠者的风险不大，严重并发症很少见。捐助者有时会感觉臀部背部疼痛、瘀伤和酸痛，通常持续几天。有些人会感到疲劳或虚弱，有几天出现走路麻烦。捐赠者有时要服用铁补充剂，直到红细胞数恢复正常。大多数捐助者在2~3天内恢复正常，但有时需要2~3周才能完全恢复正常。因捐赠而减少的骨髓细胞将在4~6周内恢复正常，在此期间，捐助者的风险没有增加。在世界各地的移植中心，骨髓捐赠者年龄从不到1~60岁或70岁。

捐赠骨髓相关的最严重的风险在手术过程中使用麻醉。罕见的并发症包括麻醉反应，感染，神经或肌肉损伤，输血反应（如果需要输别人的血液，如果患者输自己的血液不会发生输血反应），或在针插入部位受伤。诸如喉咙痛或恶心的问题与麻醉有关。

## ◎ 骨髓移植期间患者日常生活需要注意哪些？

骨髓移植期间会出现因化疗药物毒副反应等带来的各种不适，在日常生活中做到以下注意事项可减轻这些不适。首先多喝水，促进化疗药物排泄，减少出血性膀胱炎（如血尿、尿频等）。其次，胃肠道反应（如恶心、呕吐、腹泻等），一般持续一周，患者注意保持局部清洁（如勤漱口，清洁肛门）以预防感染。另外，患者血细胞降到最低时容易出现相应并发症（如感染、出血等），因此患者需要强有力地抗感染，还注意避免因血小板下降引起的出血（如用软毛牙刷、进食软食、避免刺激性大的食物及保持大便通畅等）。为保证及时输血，还需要互助献血。移植期间抵抗力下降、胃肠功能减弱，因此要多休息，进食易消化食物。

## 骨髓移植期间输血重要吗？

在接受捐献者的骨髓之前，患者必须通过严格的化疗和（或）辐射治疗来破坏骨髓。患者体内接受到的新骨髓（捐赠者的骨髓）需要一段时间发挥功能，如产生血小板就需要 4~8 周左右的时间。在此期间，患者需要输血小板以帮助血液凝结。如果红细胞少也需要输血直到血液计数恢复。

## 骨髓移植期间会出现哪些严重不适？

在骨髓未重建之前，感染（由于白细胞减少等）、出血（由于血小板减少等）等风险增加。此外，由于供体和受体相互之间"不相容"，可出现移植物抗宿主病和移植物失败等。这些都可导致严重不适。而移植前放化疗的毒副反应也可导致身体不适。

例如白细胞减少时，对正常人群不致病的微生物（病毒、细菌等）可导致患者感染。也容易发生肺孢子虫肺炎、移植后巨细胞病毒（CMV）肺炎等，导致发烧，咳嗽和严重的呼吸问题。血小板减少容易发生瘀伤和出血（如流鼻血和牙龈出血）。如果患者出现间质性肺炎等肺部问题有时会导致严重呼吸困难，医生会每隔几个月进行一次呼吸测试。

当来自捐赠者的免疫细胞将患者的身体看作是外来物时，会攻击某些器官（最常见的是皮肤、胃肠道和肝脏），发生移植物抗宿主病，严重者危及生命。

当肝脏内的微小血管和其他血管被阻塞，会发生肝静脉闭塞病，干扰肝脏排除血液中废物的能力。可出现黄色的皮肤和眼睛、深色尿液、右肋下方的压痛（肝脏所在位置），并且体重快速增加（主要来自腹水）。有时会导致肝衰竭和死亡。

当患者身体不接受新的干细胞（移植物）时会出现移植物失败，可导致严重的出血和（或）感染。

如果移植前化疗和放射治疗不能成功杀死所有恶性细胞，白血病可能复发（白血病细胞重新生长）。

此外放化疗引起的副作用也可导致身体不适，例如发生口腔炎症时出现嘴巴疼痛或吃饭喝水非常痛苦。发生膀胱刺激时，出现血尿或排尿疼痛。

## ◎ 什么是排斥？

白血病患者的移植排斥仅发生于接受他人干细胞的患者。大多数供体与受体的 HLA 不完全相同，因此总有不同程度的不相容性，导致移植排斥。

同种异体干细胞移植患者通常发生移植物抗宿主反应，即捐赠者的免疫细胞将患者看作异物（如细菌或病毒等）进行攻击并引起组织损伤（如皮肤、胃肠和肝脏等），以发热、皮疹、腹泻和肝损害为主要表现。这种现象非常普遍，轻者几乎不明显，重者危及生命。最先通常表现手足皮疹、灼热和发红，严重可发展到全身。还可出现恶心呕吐、纳差、腹痛腹泻、皮肤和眼睛变黄（黄疸）等。

急性移植物抗宿主病（移植后 10~90 天）开始前给予一些药物有助于预防病情加重。此外移植去除了某些免疫细胞的干细胞也可以降低急性移植物抗宿主病的风险，但会增加病毒感染、白血病复发和移植物衰竭的风险。

慢性移植物抗宿主病（移植后 90~600 天）在严重的情况下，皮肤会起泡并剥落，也可用抑制免疫系统的药物治疗慢性移植物抗宿主病。

## 骨髓移植后还需要服药吗？

骨髓移植后的患者免疫系统未恢复，易发生感染，需要服用抗菌药物预防感染。如果干细胞来自其他人，则移植到患者体内的免疫细胞将攻击患者的某些器官（如皮肤、胃肠和肝脏等），发生移植物抗宿主病，表现为皮疹、腹泻等，需要长期服用抑制免疫的药物（如泼尼松、环孢菌素等）控制病情。

## 骨髓移植一定能治好白血病吗？

目前骨髓移植还不能治好所有的白血病。例如，如果移植的干细胞来自患者自己，则可能残留白血病细胞，因此需要间断化疗和定期复查以防止复发。对于某些高度恶性的白血病来说，即使进行了同种异体干细胞移植也有部分患者不能治愈。

# 白血病的康复管理

白血病在经过规范化治疗后，还要遵医嘱进行康复管理，医生要了解治疗的效果，有无复发，还要指导你恢复健康，让你更好的生活！

## ◉ 白血病患者的饮食需注意哪些?

白血病患者养成良好的饮食习惯可以有利于减轻治疗导致的毒副反应，利于身体恢复。

首先放化疗容易造成身体虚弱，所以患者应加强营养，如多进食高蛋白食物，而吃纤维素丰富的食物可以减轻便秘。

其次要均衡饮食，例如粗细搭配和荤素搭配，这样有利于身体获得全面营养。

此外，白血病患者治疗期间胃肠功能减弱，进食易消化食物及少吃多餐有利于胃肠功能恢复。避免进食以下几种类型的食物以减轻对胃肠道的刺激：如不卫生、生冷、辛辣或油腻食物等。酗酒也不利于身体恢复。

## ◉ 白血病患者进行骨髓移植后仍需要长期服药吗?

如果干细胞来自其他人，则移植到患者体内的免疫细胞将攻击患者的某些器官（如皮肤、胃肠和肝脏等），发生移植物抗宿主病，表现为皮疹、腹泻等，需要长期服用抑制免疫的药物（如泼尼松、环孢菌素等）控制病情。

## 白血病化疗后脱发怎么办?

某些化疗药物会损伤发根中的细胞引起头发脱落。化疗结束后头发会再次长出,通常会在几年后恢复正常。详细脱发的日常管理参见本书第 47 页。

## 白血病患者化疗后门诊随访需要注意哪些?

化疗药物可以杀死包括白血病细胞在内的生长快速的细胞(如骨髓里的细胞、胃肠道等),有的药物在排出体外时对肝脏(最大的解毒器官)和肾脏(最大的排泄器官)有损害,有的药物对重要脏器(心脏、肺、神经等)有影响。因此化疗后门诊随访注意血细胞有无下降,必要时需要药物升血细胞或输血治疗。需要定期检查脏器功能有无异常(如化验血检查肝肾功能,心电图及肺功能检查心肺功能等)。

## 白血病骨髓移植后门诊随访需要注意哪些?

移植后的患者需要长时间恢复,必须密切随访以便早期发现并处理严重并发症,以确保最佳结果。

● 如果移植自己的干细胞,至少需要门诊随访 4 周。如果从他人移植干细胞,至少需要门诊随访 3 个月。其后门诊随访次数将会减少,可以回到当地医院随访。

● 在移植后一年或两年容易发生感染,如果发生移植物抗宿主病,则需要随访更长的时间。

● 有的患者移植后数月或数年发生与原发肿瘤

不同的恶性肿瘤，可以在当地医生那里诊治。

● 如发生慢性移植物抗宿主病的患者容易患皮肤或口腔癌，自体移植的患者容易发生白血病或骨髓增生异常综合征，胸部放疗的患者容易发生乳腺癌。

## ◎ 骨髓移植后血型会变吗？

会变。生成的血液会变成供体相同的血型。

## ◎ 骨髓移植女性能生育吗？

移植前化疗、放疗会影响女性生殖系统，大多数女性患者要经历卵巢衰竭或过早绝经，导致不孕。有些人在治疗后仍能生育，而有些人则不能。

## ◎ 骨髓移植男性会出现性功能障碍吗？

放疗和化疗会引起性功能障碍（如阳痿、早泄等）。而移植后如果发生慢性移植物抗宿主病，也有可能引起性功能障碍。患者可以主动告诉医师并请专科医师进一步处置。

## ◎ 骨髓移植后为什么要建立严格的门诊随访档案？

由于骨髓移植存在长期风险，因此门诊随访非常重要，这样可以早期发现异常并及时处理。例如某些类型的白血病患者在骨髓移植后会复发，同种异体干细胞移植患者会出现移植物抗宿主病而发生器官损伤，有的患者移植后出现第二种肿瘤，有的出现激素改变（如甲状腺或垂体腺的变化）等等。因此早期检查和治疗是移植成功的关键。

# 4

# 骨髓增殖性肿瘤

什么是骨髓?

骨髓是我们的造血组织，分布在长骨的骨髓腔和其他骨的骨松质里。肉眼观，根据骨髓的颜色分为红骨髓和黄骨髓。

红骨髓具有造血功能，源源不断的为我们输送红细胞、白细胞和血小板。

黄骨髓主要是脂肪组织，在人体贫血时，能转变成红骨髓，发挥造血作用。

一些药物、射线、毒物等能损害我们的骨髓，使骨髓丧失造血功能，人体缺少血液细胞，会产生各种血液系统相关的疾病。

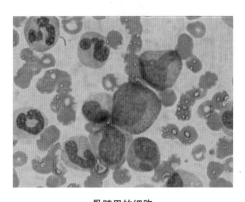

骨髓里的细胞

97

# 认识骨髓增殖性肿瘤

骨髓增殖性肿瘤对于很多老百姓来说，也是一种很陌生的疾病。骨髓是我们的造血系统，这些细胞的种类和数量，正常情况下，人体都是要严格控制的，一旦过多，也会引起疾病的发生。

## ◎ 什么是骨髓增殖性肿瘤？

正常情况下，骨髓里的血液干细胞发育成为各种不同的血细胞（红细胞、白细胞和血小板）。当血液干细胞肿瘤性增生导致骨髓产生太多的血细胞或者充满过度生成的纤维组织时就发生骨髓增殖性肿瘤。这是一组疾病，通常几种血细胞普遍增生，而其中一个系列细胞增殖尤为明显。根据主要增生的血细胞种类可分为不同类型。

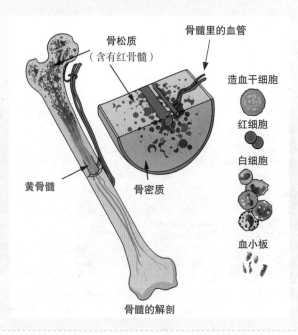

骨松质
（含有红骨髓）

骨髓里的血管

造血干细胞

红细胞

白细胞

黄骨髓

骨密质

血小板

骨髓的解剖

## 骨髓增殖性肿瘤有哪些呢？

骨髓增殖性肿瘤有以下几种类型：真性红细胞增多症（红细胞增生为主）、骨髓纤维化（原纤维细胞增生为主）、原发性血小板增多症（巨核细胞系增生为主）、慢性髓性白血病（巨核细胞系增生为主）、慢性嗜中性粒细胞白血病及慢性嗜酸粒细胞性白血病等。

## 骨髓增殖性肿瘤可以预防吗？

预防骨髓增殖性肿瘤是指采取行动降低肿瘤发生的机会。我们身体具有的基因、生活方式及周围的环境有时会增加或减少肿瘤的机会。

目前医生还不完全了解什么原因导致骨髓增生性肿瘤，但以下因素可增加骨髓增殖性疾病的发生：强烈的辐射（如核弹）、石油化学品（如苯或甲苯）等。

此外，一些以前已经有真性红细胞增多症或原发性血栓形成的患者发生骨髓纤维化的机率增加。健康的生活方式及避免危险因素可以降低患骨髓增殖性肿瘤的风险。

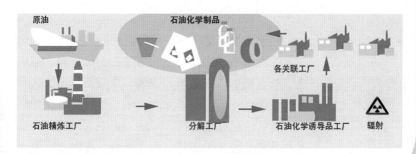

骨髓增殖性肿瘤的危险因素

原油　　石油化学制品

各关联工厂

石油精炼工厂　　分解工厂　　石油化学诱导品工厂　　辐射

# 骨髓增殖性肿瘤的早期诊断

骨髓增殖性肿瘤的确诊需要依靠骨髓穿刺，通过观察骨髓细胞的类型、形态和数量，来分析骨髓是否发生疾病。骨髓穿刺是一种很安全的检查方法。

## ◎ 骨髓增殖性肿瘤分哪几类？

骨髓增殖性肿瘤是一组疾病，根据主要增生细胞的种类分成不同的疾病：真性红细胞增多症（红细胞增生为主）、原发性骨髓纤维化（原纤维细胞增生为主）、原发性血小板增多症（巨核细胞系增生为主）、慢性髓性白血病（巨核细胞系增生为主）这四种常见的类型。还包括慢性中性粒细胞白血病、慢性嗜酸粒细胞性白血病非特指型、高嗜酸细胞综合征、肥大细胞增生症及骨髓增殖性肿瘤未分类型。

## ◎ 骨髓增殖性肿瘤有什么表现？

大多数情况下（特别是在早期阶段）骨髓增殖性肿瘤没有症状。如果出现症状可表现如下：头痛、疲劳、气促、容易出血（如皮肤下的小红点、瘀伤）、消瘦及发热盗汗等。

此外，骨髓增殖性肿瘤的表现因类型而异。例如真性红细胞增多症的症状包括：头晕头痛、饱腹感、双重视力或视力暂时丧失、皮肤发痒（受热后明显）、脸红、手脚刺痛和灼烧等。骨髓纤维化的症状包括：饱腹感或腹痛、气促、疲倦、发热、盗汗、消瘦及容易发生出血等。原发性血小板增多症的症状包括：头痛、手脚刺痛及视力或听力问题。而慢性骨髓性白血病表现无特异性，包括：疲倦或嗜睡、气促、皮肤苍白、盗汗、消瘦及脾脏或肝脏肿大（可表现为腹胀或腹痛）。

## ◎ 血红蛋白增高明显需要做什么检查？

血红蛋白明显增多的患者需要完善以下检查：骨髓穿刺和活检、细胞遗传学分析（了解染色体变化）、血清促红细胞生成素（刺激骨髓生成红细胞的一种激素）试验。该试验检查血液样品的红细胞生成素水平，可用于诊断真性红细胞增多症。在红细胞增多症中红细胞生成素水平将低于正常水平，因为身体不需要制造更多的红细胞。有条件可检测基因突变，了解骨髓或血液样品中是否存在突变的JAK2基因。有时需要用放射活性标记的红细胞来测定机体红细胞总数。

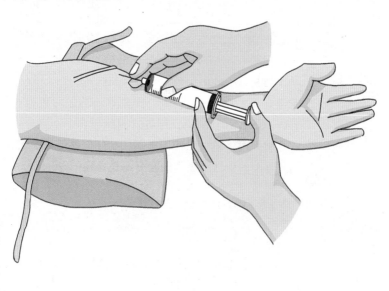

## 血小板增高明显需要做什么检查？

发现血小板明显增高的患者需要完善以下检查以明确血小板增多的原因。血液的显微镜检查会发现血小板异常增大，血小板聚集和巨核细胞碎片。骨髓取材显微镜检查有时有助于诊断，并且可以排除慢性髓细胞白血病导致的血小板升高。有条件可检测基因突变，了解骨髓或血液样品中是否存在突变的 JAK2、MPL 或 CALR 基因。

## 白细胞增高明显需要做什么检查？

发现白细胞明显增高的患者需要完善以下检查：外周血涂片（了解白细胞种类）、骨髓穿刺和活检、细胞遗传学分析等。

## 诊断骨髓增殖性肿瘤需要做骨髓穿刺和活检吗？

骨髓检查包括骨髓穿刺（使用专用针从患者的髋骨中获取骨髓细胞）和骨髓活检（使用粗针头从患者的髋骨中取出小粒填充有骨髓细胞的骨），这两个检查几乎总是一起进行。骨髓检查除了可以检查血细胞的发育和功能，还可以判断骨髓中是否有异常细胞。医生也可以使用样品找到任何染色体变化。因此骨髓增殖性肿瘤的诊断离不开骨髓检查。

## 诊断骨髓增殖性肿瘤需要做哪些基因检查？

诊断骨髓增殖性肿瘤需要在骨髓或血液样品中检查突变 BCR-ABL，JAK2，MPL 或 CALR 基因。绝大多数慢性髓性白血病患者有 BCR-ABL 融合基因形成。真性红细胞增多症、原发性血小板增多症或原发性骨髓纤维化患者可出现 JAK2 基因突变。原发性血小板增多症或原发性骨髓纤维化的患者可发生 MPL 或 CALR 基因突变。

## ◎ 确诊骨髓增殖性肿瘤还需要做哪些检查？

除了骨髓活检（诊断）和基因检查（确诊和分析）外，还需进行一些针对骨髓增殖性肿瘤的特异性检查：动脉血氧饱和度、碳氧血红蛋白水平、嗜中性粒细胞碱性磷酸酶水平、维生素 $B_{12}$ 结合力以及血清尿酸检查等。此外还需要进行影像学检查（彩超、CT 或 MRI 等）了解肝脏、脾脏有无肿大等。

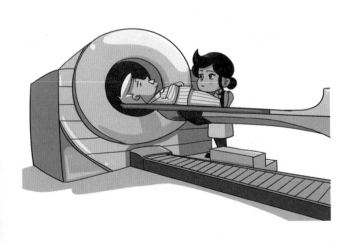

# 骨髓增殖性肿瘤的规范治疗

诊断骨髓增殖性肿瘤后，要到正规医院进行规范治疗，不要道听途说，也不要听信迷信，以免延误病情。

## ◎ 骨髓增殖性肿瘤需要治疗吗？

某些骨髓增殖性肿瘤患者不需要积极治疗。例如没有症状的原发性骨髓纤维化患者通常不需治疗，但要密切监测，当出现症状和体征时再治疗。

## ◎ 骨髓增殖性肿瘤治疗方式有哪些？

骨髓增殖性肿瘤治疗目的通常是控制疾病症状。常见的治疗方式如下：放血治疗、血小板血液分离术、输血治疗、化疗、放射治疗、其他药物治疗、手术、生物治疗、靶向治疗、大剂量化疗与干细胞移植等。简单介绍如下：

● 真性红细胞增多症患者通常应用放血（类似献血）来去除红细胞。一般隔日放血一次，直至红细胞比容恢复正常。其后根据需要每隔数月放血一次维持正常红细胞比容。

● 血小板血液分离术指血液从患者身上取出，经血细胞分离机将血小板除去后再回输给患者。输血治疗适用于血细胞减少的患者，即输注红细胞、白细胞或血小板到患者体内，以替代被疾病或癌症治疗所破坏的血细胞。

● 化疗即通过药物杀死肿瘤细胞或阻止细胞分裂达到阻止肿瘤细胞生长目的，如羟基脲等。

● 放射治疗指用辐射方式（如 X 线）杀死癌细胞或阻止其生长，骨髓增殖性肿瘤的患者通过放疗可使肿大的脾脏缩小。

● 治疗骨髓增殖性肿瘤的其他药物包括：治疗原发性骨髓纤维化患者贫血的药物（如泼尼松和达那唑）、降低血小板的药物（阿那格雷等）、防止血管生长的药物（如沙利度胺、来那度胺等）。

● 对于放化疗不能使肿大脾脏缩小的患者可以手术切脾。此外，使用生物制剂增强、引导或恢复身体对抗肿瘤的能力，这种治疗称为生物治疗或免疫治疗。例如干扰素 α 和聚乙二醇化干扰素 α 可用于治疗一些骨髓增殖性肿瘤。靶向治疗和干细胞移植分别参见后文。

## 骨髓增殖性肿瘤一定要化疗吗？

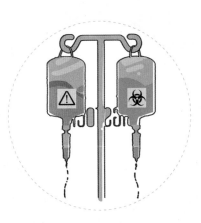

骨髓增殖性肿瘤是一组疾病，不是所有类型的骨髓增殖性肿瘤都需要化疗，例如目前尚无对慢性嗜酸性白血病有效的化疗药物。此外，其他类型的骨髓增殖性肿瘤也要根据疾病不同阶段及病情决定是否化疗。

## 什么是靶向药物治疗？

靶向治疗指治疗肿瘤的药物或其他物质可以识别和攻击特定癌细胞但不伤害正常细胞。例如酪氨酸激酶抑制剂可以阻止肿瘤生长所需信号，其中靶向药物芦可替尼可用于治疗某些类型的骨髓纤维化。

## ◎ 骨髓增殖性肿瘤患者不治疗会很快死亡吗？

某些骨髓增殖性肿瘤患者不需要积极治疗，可以密切观察，出现临床症状和体征时治疗；而某些嗜酸性粒细胞白血病不治疗则几个月死亡。

## ◎ 骨髓增殖性肿瘤可以治愈吗？

某些类型的骨髓增殖性肿瘤（如原发性骨髓纤维化）通过骨髓移植有治愈的机会，而某些类型的骨髓增殖性肿瘤（如真性红细胞增多症）尚没有根治的方法，只能对症和支持治疗。

## ◎ 血细胞分离机如何治疗骨髓增殖性肿瘤？

血细胞分离机可以从患者血液中除去血小板。从患者身上取出的血液穿过血细胞分离机时血小板被除去，其余的血液将返回到患者的血液。

## ◎ 哪些骨髓增殖性肿瘤患者需要做骨髓移植？

通过骨髓移植可以提高疗效的骨髓增殖性肿瘤如下：慢性骨髓性白血病、原发性骨髓纤维化、慢性嗜中性白血病及慢性嗜酸性白血病等。

## 骨髓增殖性肿瘤和白血病做骨髓移植流程一样吗？

骨髓增殖性肿瘤和白血病做骨髓移植的流程是一样的。骨髓移植前进行高剂量化疗以杀死肿瘤细胞，然后从患者或他人的血液或骨髓中取出干细胞（未成熟血细胞）并冷冻保存。结束化疗后将储存的干细胞解冻回输给患者。这些干细胞在患者体内产生新的血细胞。

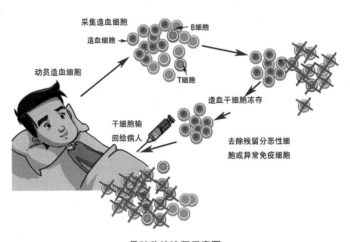

采集造血细胞
造血细胞
B细胞
T细胞
动员造血细胞
造血干细胞冻存
干细胞输回给病人
去除残留分恶性细胞或异常免疫细胞

骨髓移植流程示意图

## 骨髓移植一定能治好患者的骨髓增殖性肿瘤吗？

目前异基因造血干细胞移植是唯一有机会治愈骨髓纤维化的方法，但风险较大，应咨询有丰富移植经验的医生，权衡风险后再决定治疗方案。

# 骨髓增殖性肿瘤的康复管理

骨髓增殖性肿瘤经过规范化治疗后，患者还要遵医嘱进行康复管理，医生会随访你的病情，了解治疗效果，帮助你恢复健康。

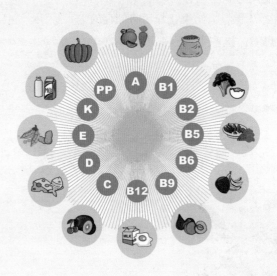

◎ **骨髓增殖性肿瘤患者的饮食需注意哪些？**

骨髓增殖性肿瘤患者在饮食方面应注意以下事项：

首先进食卫生清洁食品减少感染，易消化食物利于营养吸收，高营养、高纤维素食物不仅可增强营养而且促进排便，规律饮食及清淡饮食有助于减轻胃肠负担。

应多吃新鲜蔬菜、水果和全谷物。

下列食物尽量少吃：加工食品（如烟熏、油炸、腌制食品及罐头、汽水等）、刺激性大的食物（如辛辣食品、烟酒、咖啡及浓茶等）、游离糖、盐和饱和脂肪等。游离糖指人工添加到食品中的糖（包括单糖和双糖）及一些天然存在的糖（如蜂蜜、糖浆和果汁）。单糖包括葡萄糖、半乳糖和果糖。

此外，骨髓增殖性肿瘤患者病情因人而异，饮食也存在个体化差异，因此具体注意事项可以当面咨询医生。

## ◎ 部分骨髓增殖性肿瘤患者可以只在门诊治疗吗？

部分骨髓增殖性肿瘤患者临床症状较轻，或在口服药物治疗期间及开展日间化疗（白天住院化疗，晚上回家静养）的医院就诊时可以只在门诊治疗。如病情加重或治疗需要可入院治疗。

## ◎ 骨髓增殖性肿瘤患者治疗后会复发吗？

肿瘤复发指消失的肿瘤细胞重新出现在患者体内。部分骨髓增殖性肿瘤治疗后会复发。

## ◎ 骨髓增殖性肿瘤患者（未行骨髓移植）治疗后门诊随访需做哪些检查？

骨髓增殖性肿瘤治疗后门诊需要做以下检查：血常规、抽血查肝肾功能、心电图及肺功能等了解心肺功能情况。有些类型的骨髓增殖性肿瘤还需定期检查骨髓及基因检测，以期早日发现异常（复发或发生其他肿瘤）及时处置。

## ◎ 骨髓增殖性肿瘤骨髓移植后门诊随访需要注意哪些?

移植后的患者需要长时间恢复,必须密切随访以便早期发现并处理严重并发症,以确保最佳结果。如果移植自己的干细胞,至少需要门诊随访4周。如果从他人移植干细胞,至少需要门诊随访3个月。其后门诊随访次数将会减少,可以回到当地医院随访。在移植后一年或两年容易发生感染,如果发生移植物抗宿主病,则需要随访更长的时间。有的患者移植后数月或数年发生与原发肿瘤不同的恶性肿瘤,可以在当地医生那里诊治。如发生慢性移植物抗宿主病的患者容易患皮肤或口腔癌,自体移植的患者容易发生白血病或骨髓增生异常综合征。

## ◎ 骨髓增殖性肿瘤骨髓移植后随访和白血病移植后一样吗?

由于骨髓移植存在长期风险,因此门诊随访非常重要,这样可以早期发现异常并及时处理。骨髓增殖性肿瘤患者骨髓移植后随访与白血病移植一样,移植后随访目的是早期发现肿瘤复发、第二肿瘤及移植物抗宿主病(同种异体移植)等。

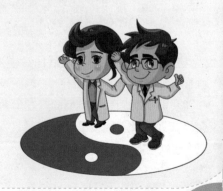